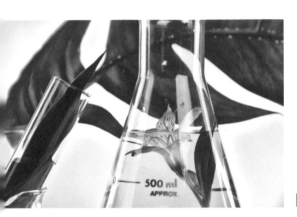

精油調香
實驗室

跟著大師分辨各種香氣類型，
快速提升嗅覺敏銳度！
自製室內薰香、香水、精油鍊香氣

珍妮佛・碧絲・琳德 —— 著

鄭百雅 —— 譯

LISTENING TO SCENT
AN OLFACTORY JOURNEY WITH AROMATIC PLANTS AND THEIR EXTRACTS

推薦序

　　超臨界萃取的薑加上多香果、小豆蔻、綠桔、山雞椒，佐以微量的大馬士革玫瑰所調合的精油，潑灑在密閉的車內會產生什麼樣的結果？

　　經過一週後，同事愉悅地告知，不僅是他，包括同車的朋友，腸胃運化功能出奇得好，不但排除宿便，睡眠安穩，晨起臉部浮腫的現象也改善許多。

　　這個充滿香料的氣味不是為迎合鼻子，而是行之多年冬日浴足的精油配方，以往一直是用足部按摩與熱水的溫度達到腎氣滋養。沒想到一個意外，竟見證了透過嗅吸也能喚起腸道菌群的運作，達到活化腎經運作的功效。

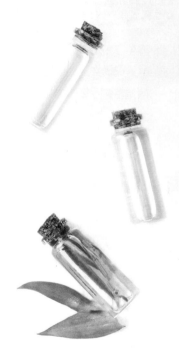

　　嗅覺記憶是極為隱私與獨特的，在一次教授學生如何調和木質基調氣味時，拿出蔡健雅演唱會的氣味來示範，一位學生拿到聞香紙瞬間，眼淚止不住地滑落臉龐。原來那位學生也有去演唱會，那晚男友再一次失約，她一人獨坐在角落，委屈的眼淚隨著歌聲盡情奔淚，蔡健雅的創作給予她勇氣，讓她果決與男友告別，不再求全迎向新生。這次在毫無準備下再次遭逢演唱會的氣味，當年情緒瞬間湧上，如今雖然傷感但已釋懷。

　　氣味與情緒記憶有著無法言說的銘印，多年來鼓勵學生調合屬於自己家的氣味，作為與家人、孩子的情感密碼。當家人遠行時可療慰思鄉之情。這是從我父親那裡習來的方式。我父親無論遷居到何處，一定會買一盆或栽種幾株桂花。多

年後我回到他的出生地，老家迎面幾株透著滄桑的老桂花樹，我才頓悟到父親是透過桂花的香氣想念他的親人，六十年如一日。如今我的案頭上也放置著一瓶包含著桂花、檸檬香桃木、維吉尼亞雪松等所調合的氣味，命名為「父親」，這是屬於我的氣味銘印。

非常開心《精油調香實驗室》這本翻譯書出版了，也很榮幸能夠為它寫序。不僅是因為珍妮佛·碧絲·琳德（Jennifer Peace Rhind）是令我極為尊敬的芳香療法導師，也是一位治學嚴謹的作者，她擅常運用容易取得的植物香氣，簡潔的篇章與清晰的論述，協助愛好植物精油的初學者，可循著她所鋪設的路徑，亦步亦趨地從傾聽香氣的聲音，分辨香氣的檔案，進而訓練嗅覺敏銳度，完成簡單的調香。不但，給予初學者莫名的鼓舞，也讓從事芳療教學的講師們提供優質的教學範例。

二十多年來，從調製香氣到調香教學的過程中，經常被問到在眾多創作中最喜歡哪一種氣味？我總是回答「我在等待下一個驚喜」。祝福所有香氣愛好者與學生，循著這本書開啟嗅覺的探索，並創作屬於自己的香氣世界。

英國 IFA 校長級芳療講師、明星藝人御用調香師——

沈莉莎

Acknowledgements

致謝

過去多年來，在我品賞芳香植物精華、創造內在嗅覺感官地圖，以及自己「聽香」的過程中，曾接受過許多正式及非正式的教導，這些老師們給我的啟發和知識，讓我得以構思並完成《精油調香實驗室》這本書。

在此我想感謝我的老師和心靈導師們，尤其是已故的大衛・威廉斯（David Williams），他對後進芳療師與調香師孜孜不倦的教導是相關領域的研究基石，讓許多後續研究得以蓬勃發展。還有我在 IFEAT（國際精油與香料貿易協會，International Federation of Essential Oils and Aroma Trades）修習學位時教導我的老師──湯尼・寇蒂斯（Tony Curtis），在他的帶領下，我實際完成了許多嗅聞練習，並從一個門外漢進入了芳香精華的世界（包括天然芳香植物精

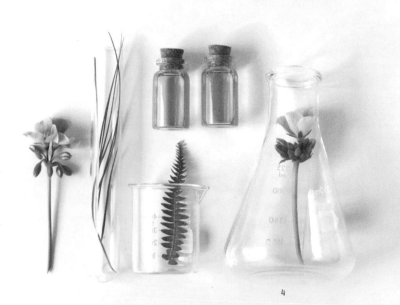

華與合成香精)。雖然我最終並沒有完成學位(那是發生在
1990 年代早期的事),但那些課程的確在嗅覺體驗和嗅覺
語言方面,為我帶來超乎想像的收穫。這就是建立嗅覺記憶
的威力!現在我雖然後悔當時沒有完成學位,但我絕不後悔
上了那些課。大衛‧威廉斯為世人留下了豐富的文獻遺產,
而湯尼‧寇蒂斯至今仍然投身於香水教學培訓工作,目前任
教於英國普利茅斯大學(University of Plymouth)。

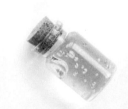

　　雖然許多年後我才正式接受專業的香水課程培訓,但
這期間,我一直活躍地在精油相關領域耕耘,那不僅是個人
愛好,也是我的職業。因此,在此我也想對許多相關書籍和
文獻的作者表達感謝,那些談及香氣的內容均使我受益匪淺
——尤其是羅伯特‧滴沙蘭德(Robert Tisserand)、茉莉
亞‧勞勒斯(Julia Lawless)、彼得‧荷姆(Peter Holmes)
和克里斯多夫‧馬克馬洪(Christopher McMahon);以及

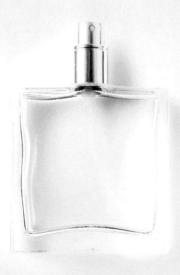

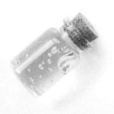

兩位部落客——底尼斯·布琉（Denyse Beaulieu）和歐塔維安·柯維藩（Octavian Coifan）。優秀的作者可不只上述幾位，不過當我回想過去幾年的經驗，以上幾位作者的作品確實為我帶來深刻的影響。2012 年，我終於有機會繼續接受香水課程培訓——我一直都想接受專業課程培訓，那不是因為我對調香師這個職業有多麼夢幻的想像，只是因為我想和組合香氣這件事重新建立起連結。這一次，我參加的是已故的亞利克·勞勒斯（Alec Lawless）的藝匠調香課程。勞勒斯的課程讓我開始用一種全新且充滿熱情的角度看待香氣的創造，那段特別的經驗至今仍然深深影響著我。所以，在此我想說，亞利克，謝謝你！許多人都無比思念著你，我深深感謝你為我帶來的影響，以及留給世人的遺產。我也要感謝和我一同探索香氣同伴們，尤其是奧黛莉·昆恩（Audrey Quinn）。

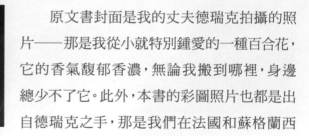

　　原文書封面是我的丈夫德瑞克拍攝的照片——那是我從小就特別鍾愛的一種百合花，它的香氣馥郁香濃，無論我搬到哪裡，身邊總少不了它。此外，本書的彩圖照片也都是出自德瑞克之手，那是我們在法國和蘇格蘭西

岸探索氣味時的一部分隨影紀錄。謝謝你，德瑞克。謝謝你的愛和陪伴，也謝謝你為本書帶來這些照片，讓我們能用更有情境的方式理解香氣。

最後，我依然要感謝吟龍出版社（Singing Dragon）的團隊成員：潔西卡·金斯利（Jessica Kingsley）、珍·伊凡斯（Jane Evans）、維多利亞·皮德斯（Victoria Peters）、艾力克斯·弗萊明（Alex Fleming）和伊歐娜·特斯頓－達維斯（Iona Twiston-Davies）。謝謝他們的出版專業、從不間斷的支持，也謝謝他們願意接受這樣新奇罕見的主題。最後，也感謝本書的文字編輯安·歐本漢默（Anne Oppenheimer）。

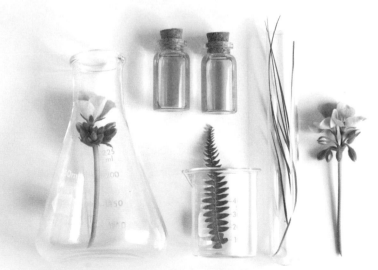

作者序：為什麼要訓練嗅覺？

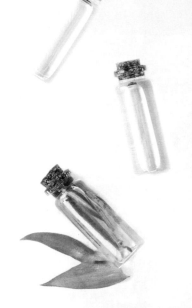

　　雖然大部分的人都經常在生活中使用自己的鼻子，也通常很享受氣味帶來的美妙感受，但很少有人會花時間去訓練或發展自己的嗅覺。芳香療法愈漸普及之後，人們確實更加意識到精油香氣的益處，而網路的發達無疑也讓調香愛好者接觸到更多關於香氣的知識，並且可以不受限制地在網路世界自由討論。然而，通常唯有真正投身香氛產業的專業人士，才有機會接受到系統性的「嗅覺」（鼻子）訓練。這樣的訓練本身就有一些優點，例如能促進嗅覺敏銳度、發展區別氣味的能力、習得嗅覺記憶等；顯然，對於與芳香植物精華一同工作的人們來說，這些也都是需要具備的特質。而正如我們接下來會發現的，嗅覺訓練本身就是一個療癒且令人享受的過程，任何一個對於氣味、香氛、芳香療法或天然香水有興趣的人們，都可以透過訓練自己的嗅覺，獲得這些益處。

　　接下來，我們將透過本書學習拓展自己的香氣語言、體驗芳香植物及其精華的香氣，並且試試那些特別設計來增強氣味認知與氣味辨別力的練習活動。這將使我們開始習得嗅覺記憶。據說，用這樣的方式培養嗅覺能力，可以增進認知過程[1]，進而帶來身心靈的全方位幸福感。除此之外，習得嗅覺記憶也意味著，當我們因年老而失去嗅覺敏銳度（這無疑將使幸福感受到影響），這些嗅覺記憶能幫助我們補償這

---

[1] 認知（cognition）這個字，來自拉丁文的 *cognosco*（*con* 代表「帶著」，而 *gnosco* 代表「知道」的意思）。認知代表一種心智過程，和透過想法、經驗及感官，獲得知識及理解有關。因此，認知這個概念和感知、意識、辨別、學習、洞察、推論和思考有關係——這些都是發展嗅覺時相當重要的特質與屬性。

些損失。如果在年歲漸長的過程中，我們持續有意識並積極地使用自己的嗅覺，就可能讓嗅覺相關的神經迴路處在活躍的狀態，降低因衰老帶來的影響。無論在任何年紀，失去嗅覺都是莫大的打擊，即便是隨著時間鈍化，也同樣令人難受。

隨著本書的內容，我們將發現，香氣的探索之旅，並不一定只能選擇一條途徑（除非個人偏好或有特別必須這麼做的原因）；除了用類似新手調香師的方式訓練自己之外，還有其他的方式可以併行。在本書中，我受到日本香道（こうどう，即香藝之道）及組香（くみこう，香道中的一支）的啟發，設計了一些練習活動。這些練習既適合專業人士，也適合芳療師與天然香水調香師，或學生與業餘愛好者。透過這樣經驗式的學習，你將實際運用自己的感官、認知能力與創造力，要是能和實力相當的同好一起，將會更加進步，並相互激盪出更深一層的理解。而且，當感官和心智一同為這有趣又饒富創意的任務並肩合作，你會發現，你真的能夠完全「處在當下」；因此，這麼做也能幫助你體驗到真正的幸福感。

在我們正式開始之前，還有一些前置工作要做。不過，你在這條路上所走的每一步都不會白費，而是切切實實地進展。我誠摯地希望這趟旅程帶給你樂趣、挑戰、歡樂及提升生活品質。

珍妮佛・碧絲・琳德

Jennifer Peace Rhind

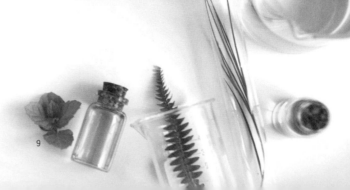

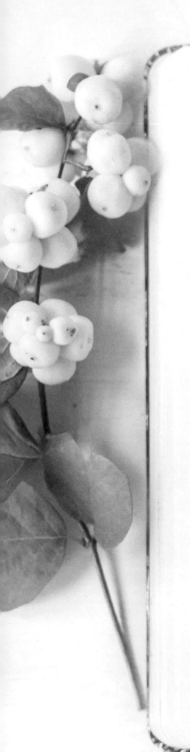

推薦序　2

致謝　　4

作者序：為什麼要訓練嗅覺？　　8

第一部：聆聽香氣的聲音

香氣語言　16

嗅覺系統與大腦相關部位　　20

嗅覺敏銳度與嗅覺感知　　24

辨列香氣　25

嗅覺記憶和大腦的推理過程　　27

如何建立嗅覺記憶？　30

如何訓練嗅覺？　　33

香調家族、種類與特徵　38

指認與辨別　　51

創意調香　　53

香道精神——多人同享的香氣練習 55

聆聽香氣——描述香氣、指認香氣　　60

三種香（さんしゅこう）　　61

指認香氣　62

建立橋梁　62

香氣聯想與靈感啟發　63

嗅覺之旅的反思　65

第二部：香氣檔案

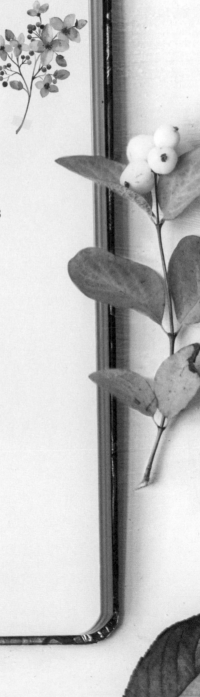

1. 香脂家族

勞丹脂 Labdanum（樹脂溶液／原精）　68

紅沒藥 Opopanax（樹脂溶液）　70

妥魯香脂 Tolu Balsam（樹脂溶液／蒸餾油）　72

香草 Vanilla（原精）　74

2. 木質家族

聖檀木 Guaiac Wood（精油）　76

東印度檀香 East Indian Sandalwood（精油）　78

維吉尼亞雪松 Virginian Cedarwood（精油）　80

3. 香料家族

藏茴香 Caraway Seed（精油）　82

胡蘿蔔籽 Carrot Seed（精油）　84

丁香花苞 Clove Bud（精油）　86

肉荳蔻 Nutmeg（精油）　88

4. 松杉家族

歐洲赤松（蘇格蘭赤松）Scots Pine（精油）　90

西伯利亞冷杉 Siberian Fir（精油）　92

5. 草本家族

快樂鼠尾草 Clary Sage（精油）　94

月桂葉 Laurel Leaf（原精）　96

真正薰衣草 True Lavender（精油）　98

白色百里香 White Thyme（精餾過的精油）　100

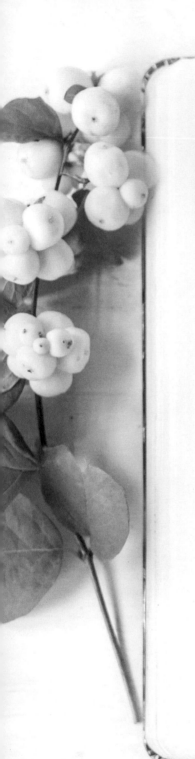

6. 藥香家族

藍膠尤加利 Eucalyptus Blue Gum（精油）102
胡椒薄荷（歐薄荷）Peppermint（精油） 104
冬青（白珠樹）Wintergreen（精油） 106

7. 綠香家族

紫羅蘭葉 Violet Leaf（原精） 108
白松香 Galbanum（精油） 110

8. 鄉野家族

乾草 Hay（原精） 112
橡樹苔 Oakmoss（原精） 114
廣藿香 Patchouli（精油） 116
菸草 Tobacco Leaf（原精） 118

9. 花香家族

黃／白玉蘭 Champaca（原精） 120
緬梔 Frangipani（原精） 122
鷹爪豆 Genet（原精） 124
茉莉 Jasmine（原精） 126
菩提（椴花）Linden Blossom（原精） 128
銀合歡 Mimosa（原精） 130
水仙 Narcissus（原精） 132
橙花 Orange Blossom（原精） 134

桂花 Osmanthus（原精） 136

粉紅蓮花 Pink Lotus（原精） 138

玫瑰 Rose（原精） 140

特級依蘭 Ylang Ylang Extra（精油） 142

10. 果香家族

黑醋栗花苞 Blackcurrant Bud（原精） 144

羅馬洋甘菊 Roman Chamomile（精油） 146

萬壽菊 Tagetes（精油） 148

11. 柑橘家族

佛手柑 Bergamot（精油） 150

枸櫞（香水檸檬）Cédrat（精油） 152

橘（桔）Mandarin（精油） 154

山雞椒 Litsea Cubeba（精油） 156

第三部：嗅覺訓練實驗計畫

讓嗅覺歸零：在大自然的香氣中重新啟動 162

激勵感官：香氣豐富的嗅覺料理體驗 169

沉浸於芳香植物精華的世界 171

教材一：芳香植物精華的香氣類型與特性 172

教材二：關於化學成分的二三事 180

教材三：建立香調 186

名詞解釋 GLOSSARY 194

香氣索引 SCENT INDEX 204

主題索引 SUBJECT INDEX 227

參考文獻 REFERENCES 236

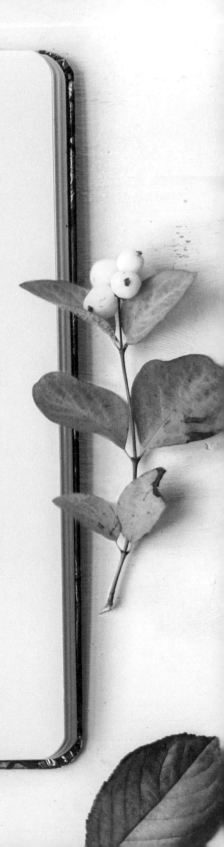

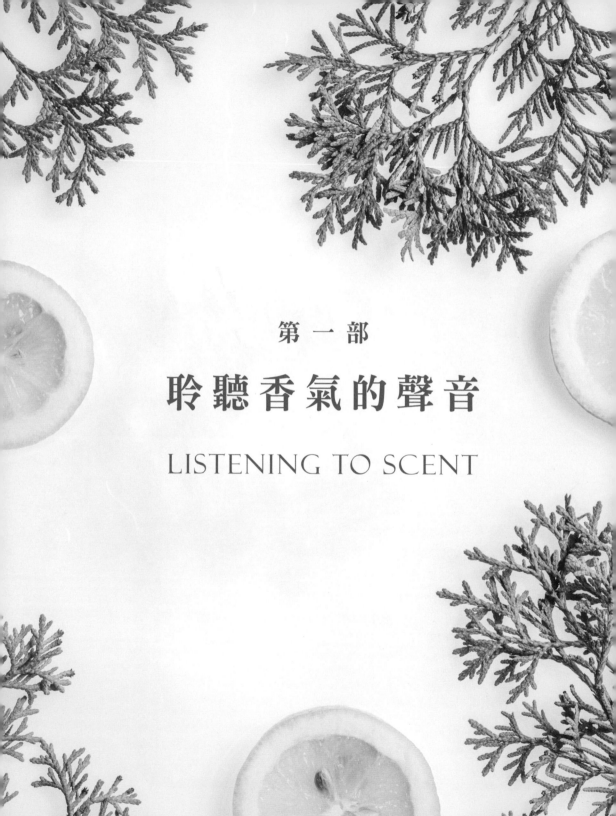

第 一 部

聆聽香氣的聲音

LISTENING TO SCENT

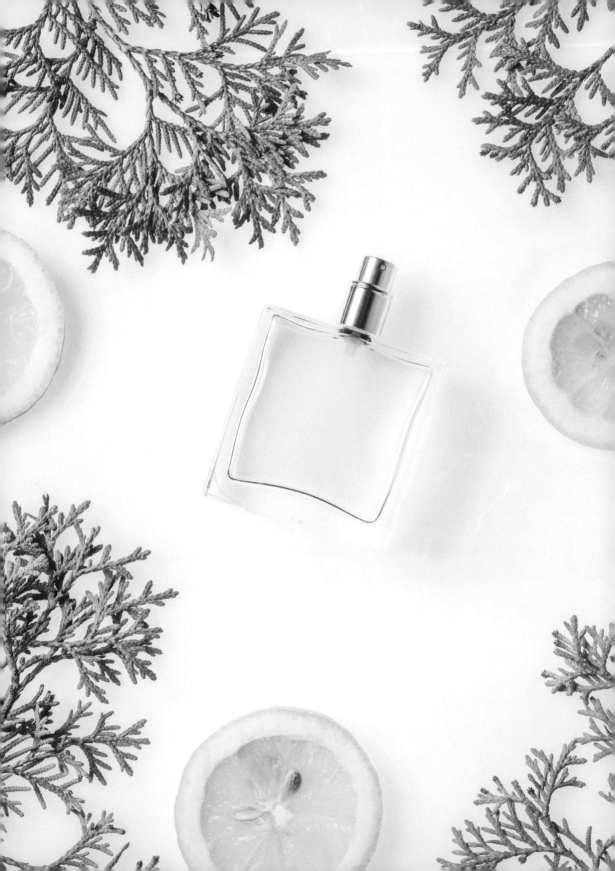

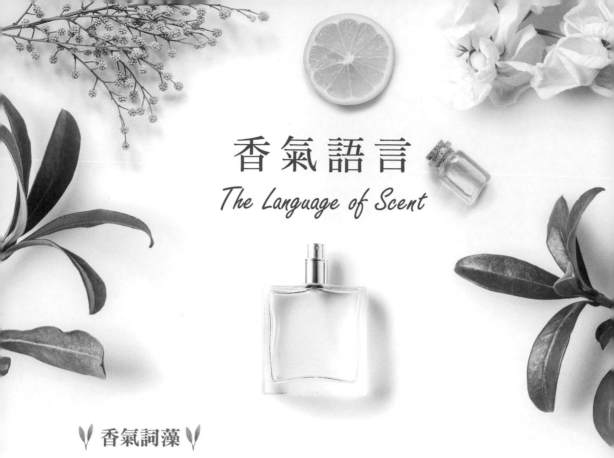

香氣語言
The Language of Scent

🌱 香氣詞藻 🌱

　　香氣探索之旅的第一步，就是熟悉用來描述香氣的香氣詞藻，然後透過直接的香氣體驗，讓這些詞語能對應到各種香氣類型，和它們各自的特色。香氣詞藻通常援引自其他感官及藝術欣賞的經驗，因為，在英文這個語言當中，並沒有任何詞語能專門用來描繪香氣（無論是口語或書寫上的表達）。

　　因此，香氣的語言既豐富又生動——光是聽到或讀到這些字語，腦海對這個香氣就能浮現出無數想像。我們將認識到指涉氣味實際來源或可能來源的詞語，也會學到能更進一步傳達各種香氣印象的形容詞。

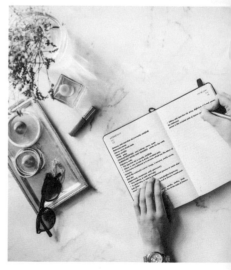

▲無論是口語或書寫上的表達。

🌿 香氣和弦 🌿

此外，了解專業調香師援引自音樂界的某些用語，也會很有幫助。英國調香大師塞提摩·皮耶斯（Septimus Piesse）首先引進了「香調」（note）的概念，用音階的方式呈現各種芳香香氣，接著，各式各樣音樂專有名詞便開始成為調香師使用的語言。例如用「合音」與「和弦」的概念，來表達將不同香氣疊加在一起所組成的特殊氣味效果，就像不同音符出現時創造出來的特殊聲響一樣。調香師的「調香琴」（organ）也是另一個例子：調香琴是傳統調香師用來收納調香原料的架檯，根據各種香氣的調性、類型及特徵分別歸類，外觀長得就像管風琴一樣。

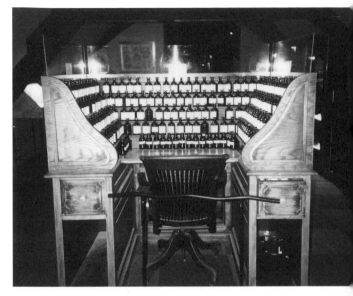

▲ 圖 1　這架傳統的調香琴收藏在法國沙默霍爾城堡（Château de Chamerolles），現在展示在館內的香藝長廊（La Promenade des Parfums），作為香水藝術與芳香歷史的展覽品供人欣賞。
攝影：德瑞克·琳德（Derek Rhind）。

★參見圖 1　法國沙默霍爾城堡（Château de Chamerolles）收藏的調香琴。就連調製香氣也被用「作曲」（composing）這個字來形容——就像音樂家創作一首曲子一樣。

🌿 香氣感官 🌿

從香氣的語言中，也可以看到大量「跨感官」的香氣連結：我們的嗅覺無可避免會連結到其他的感官經驗，例如味覺、視覺、聽覺與觸覺。其中，嗅覺與味覺緊密的關連，更豐富了我們的感知，也讓香氣的描述方式增色不少。舉

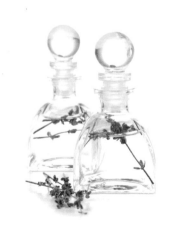

例來說，香草的氣味總讓人感覺「甜」，人們會用這樣的說法來形容它，是因為香草的香氣讓人聯想到冰淇淋之類的甜品。實際上，香草籽可一點甜味也沒有——如果你捏住鼻子，只用嘴巴咀嚼香草籽的味道，你的味蕾可不會察覺到一絲甜味！除此之外，氣味通常會在某些特定的脈絡情境中出現。因此，除了味覺和味道之外，香氣還可能與質地、聲音、音樂、形狀、顏色、特定的或擴散蔓延的感受，以及個人的記憶有關，也因此，藉由這些連結，我們可以確實傳達出某個香氣的感覺，同時分享我們個人的體驗。

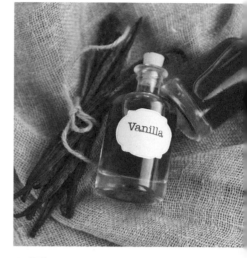

▲ 香草

精準的香氣詞藻

香氣是多元而複雜的，沒有受過專業訓練的人們描述香氣的字眼可能有天壤之別。因此，在為某種香氣印象下定義時，很重要的是要學著使用一般認定的香氣詞藻——必須統一，並且精準。我們也可以學著去辨認，香氣是快速揮發的「前調」（高音調），或是揮發緩慢、持久留香的「後調」（低音調），抑或是介在兩者之間的「中調」（中音調）。然而，當我們再進一步琢磨香氣的其他特徵，例如香氣強度、擴散性（香氣如何散布到整個空間中），以及隨時間過去，出現了什麼樣的變化，就相當於開始建立一個精準且別具意義的香氣檔案——不只是去解釋香氣，還記下了每一種香氣與眾不同的特

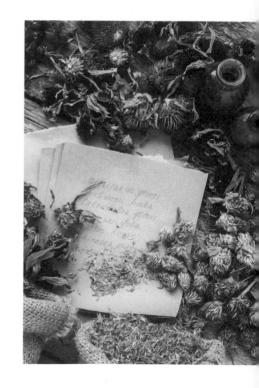

徵。在這過程中，很重要的是維持中立客觀。每個人都會有自己特別鍾情的香氣，也會有不那麼受到吸引的氣味，甚至會有自己不喜歡的味道。這些都很正常，但香氣描繪不需要反映出自己強烈的情緒反應。

★請參考本書「教材一：芳香植物精華的香氣類型與特性」，我在其中羅列了接下來我們將一同認識的香氣類型與特徵的說明。這裡有所有經常用來描述香氣的用語，可以作為一個起步，或在香氣探索的過程中隨時查閱。

分類天然調香原料

在調香的練習過程中，調香原料也會被分類，藉以探索不同材料的共同點、差異點，和彼此的相互關係。幾世紀以來，甚至從亞里斯多德（西元前 384-322 年）生活的時代開始，人們就早已提出過許多香氣分類的方式。1960年，史蒂芬・亞坦德（Steffen Arctander）以88 個組別區分超過 400 種調香原料，是一般公認對天然香氣最完整的分類法。

然而，誠如 Zarzo 與 Stanton（2009）所言，對於香氣的描述，目前尚未有（或不可能有）全球統一的感官地圖可循。目前有的，只是對香氣觀點較普遍的共識。由於我們無法用任何器具客觀地對香氣進行測量或評估，只能透過嗅覺主觀地體驗，因此，永遠會存在個人經驗的差異和爭議之處。

前調
香氣快速
揮發

中調
介於前調與後調，
兩者之間

後調
揮發緩慢、持久留香

香 氣 比 例

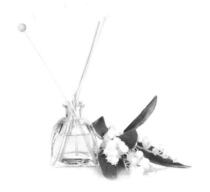

Our Olfactory System and its Connections
嗅覺系統與大腦相關部位

在繼續探究如何訓練嗅覺，以及發展嗅覺
將如何為生活帶來助益之前，先花點時間了解
人體如何偵測、接收香氣，以及香氣如何對大
腦產生影響，會很有意義。目前，我們已能用合
理的解釋來說明嗅覺系統的生理構造。

★參見圖2。

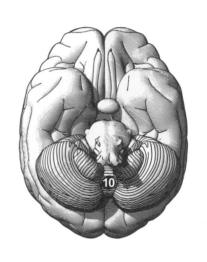

不過對於嗅覺的生理運作機制，仍停留在
假設的階段。接下來我會用文字大致敘述當香
氣撲面而來，在我們身上會發生什麼事。

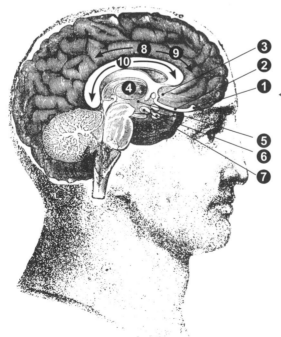

◀圖2
1. 嗅球（Olfactory bulb）
2. 嗅覺神經（Olfactory nerve）
3. 嗅覺通道（Olfactory pathway）
4. 視丘（Thalamus，為神經系統與大腦
   傳遞訊息的中繼系統）
5. 下視丘（Hypothalamus，監控並維持
   身體機能）
6. 杏仁體（Amygdala，掌管基本情緒）
7. 海馬迴（Hippocampus，掌管記憶）
8. 額葉皮質（Frontal cortex，組織與規
   劃）
9. 前額葉皮質（Prefrontal cortex，
   PFC，執行、邏輯與社交決策）
10. 胼胝體（Corpus callosum，情緒反
   應、記憶、動機和愉悅感）

嗅覺系統與大腦的掌控區域

　　首先，香氣是一種揮發性氣體——香氣分子非常輕盈，可以揮發到環境中，進而接觸到我們的鼻子。**嗅器**（Olfactory organ）是人體的氣味偵測系統，當中包含在鼻中隔骨頭兩側纖薄的薄膜。在這兩層薄膜上，大約有八億個末梢神經，稱為**嗅毛**（Olfactory hairs）。這些嗅毛連接到另一個鄰近構造上的次級神經元，稱為**嗅球**（Olfactory bulb）。嗅球又繼續延伸，構成**嗅覺神經**（Olfactory nerve）（Williams 2000）。嗅覺訊號就是透過這些嗅覺神經束傳遞到大腦。嗅覺神經束上的神經元，分別能對應到大腦的好幾個部位，這些部位構成所謂的邊緣系統（limbic system，拉丁文中的limbus 就是「邊緣」的意思）。邊緣系統位在大腦顳葉，是一個沒有具體範圍的區域，掌管我們的情緒反應、記憶、動機和愉悅感——這是一個不受意識掌控的區域。邊緣系統由一個稱為**胼胝體**（Corpus callosum）的環狀構造所組成。嗅覺神經束上的神經元，分別能對應到整合感官訊息的**視丘**（Thalamus）；監控並調節身體功能的**下視丘**（Hypothalamus）；掌管情緒的中樞——**杏仁體**（Amygdala），以及與記憶有關的**海馬迴**（Hippocampus）。除此之外，嗅覺神經也會對應到**大腦額葉**（Frontal cortex），這是大腦中掌管組織、計畫的區

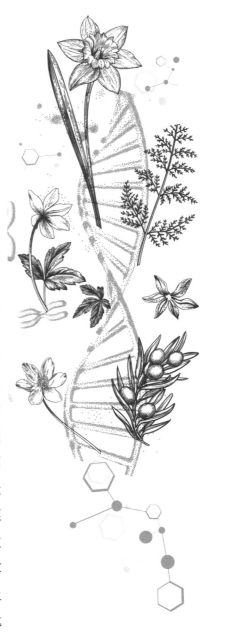

域，也是負責辨識香氣的地方。而**前額葉皮質**（Prefrontal cortex，PFC）也會受到香氣的影響——這是與執行、邏輯及社交決策有關的區域。

香氣引起大腦部位認知與情緒反應

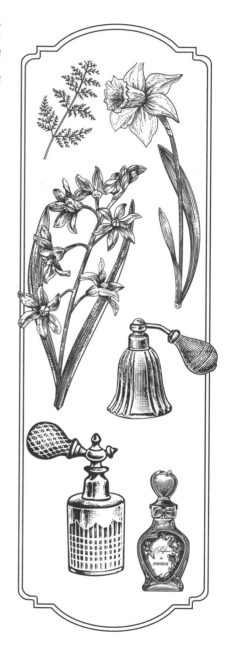

　　這些大腦部位彼此間有許多關連。因此，可以先簡單歸納，香氣在大腦會引起兩種相互關連的反應——認知反應（發生在額葉，主要關於氣味詮釋），以及情緒反應（發生在邊緣系統）。氣味甚至能在人們無意識的狀態下，觸發情緒與生理反應。嗅覺訊號與其他感官訊號的不同點在於，它並不總是需要經過視丘才能到達大腦皮層。除此之外，嗅覺和大腦的連結還有一個與其他感官訊息不同之處：嗅覺是唯一一種不需要「跨越」左右腦連結的感官訊號，也就是說，從右側進入大腦的訊息，就會在右腦被處理（Carter 2010；Hawkesand Doty 2009；Malaspina, Corcoran and Goudsmit 2006）。這也能進一步說明香氣和大腦之間的互動關係。舉例來說，人們發現，當左鼻孔封閉或阻塞時，交感神經會呈現主導，當右鼻孔封閉或阻塞時，將使副交感神經呈現主導[2]。此外，我們可以很粗略地說，左腦掌管邏輯與分析，而右腦更偏向感官與藝術。透過功能性核磁共振造影（Functional Magnetic

---

[2] 交感神經與副交感神經是三種自律神經中的兩種（第三種是腸神經系統）。交感神經掌控體內器官運作，副交感神經負責休息與放鬆等反應。

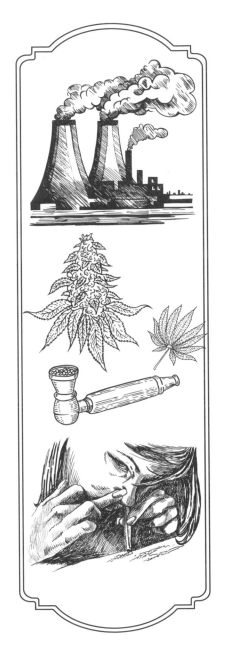

Resonance Imaging，fMRI）可以更精準看到香氣如何影響大腦的不同區域，類似的研究結果顯示，大腦對氣味的活動反應相當大，即便氣味低微到意識無法察覺也一樣（Hawkes and Doty 2009）。

嗅覺是如何引起大腦的徵兆反應

因此，雖然關於嗅覺還有許多我們尚未探知的部分——例如氣味分子是如何與嗅覺接受器連結、嗅覺訊號是如何產生，或大腦如何詮釋各種氣味，又或者影響感官敏銳度的因素究竟有那些——然而，我們確實知道的是，氣味和大腦之間有直接且顯著的連結。Quinn（2012）的研究解釋了嗅覺可能以何種形式影響大腦發展（相關討論也可參見 Bitter et al. 2010），以及吸入某些物質（例如毒品、環境毒素、汙染源等）又是如何引致造成失智相關病症的可能，或甚至觸發阿茲海默症與帕金森氏症〔文中引用了 Doty (2009)、Genter、Kendig 與 Knutson(2009)、Hawkes et al. (2009) 和 Prediger et al. (2009) 等文獻〕。此外，她也特別呼籲嗅覺減退（hyposmia，嗅覺喪失或遲鈍）可能是阿茲海默症與帕金森氏症的初期徵兆〔這部分引用了 Bahar-Fuchs et al. (2011)、Damholdt et al. (2011) 與 Morely et al. (2011) 等研究〕。

Olfactory Sensitivity and Perception

嗅覺敏銳度與嗅覺感知

首先，我們要知道，打從出生起，每個人就已經擁有功能健全的嗅覺系統。不過，仍然有某些生理和基因因素，使得每個人偵測、感知氣味的能力有所不同。此外，隨著年紀增長，嗅覺敏銳度可能逐漸消退，某些以憂鬱為主要表現的精神疾病也可能影響個人的嗅覺感知度（Lombion-Pouthier et al. 2006）。

訓練嗅覺不需要有超乎常人的嗅覺敏銳度，一個「正常」的鼻子就完全足夠。調香師之所以比一般人對香氣更敏銳，是因為他們訓練過自己的嗅覺。而研究顯示，即便是新手，也能透過重複嗅聞單一氣味，快速地增進自己的嗅覺敏銳度（Dalton and Wysocki 1996；Rabin and Cain 1986，引用自 Dalton 1996；Semb 1968）。也就是說，只要規律且有意識地接觸香氣，新手與專業調香師在嗅覺敏銳度上的差距，將能很快被縮減。

包括調香師在內的許多人，都有所謂的嗅覺「盲區」。舉例來說，Stansfield（2012）就發現，大約有百分之五十的成年人，無法偵測到人體汗水中雄固酮（androsterone）的氣味，即便以人造的方式刻意調高濃度也是一樣。而在那些能分辨這種氣味的人們當中，有百分之十五的人認為它聞起來像消毒酒精的味道。另外一個現象是「部分嗅覺喪失」[3]（partial anosmia），也就是對於某些特定氣味有接收困難或無法偵測的情況。Calkin 與 Jellinek（1994）在研究中提到，就連老練的調香師，也有可能無法聞到某些調香材料的氣味，例如麝香、木質香或化學香精。不過，當香味調和在一起，他們仍能偵測到這些香氣在其中的影響。

---

[3] 嗅覺喪失指的是失去嗅覺功能。

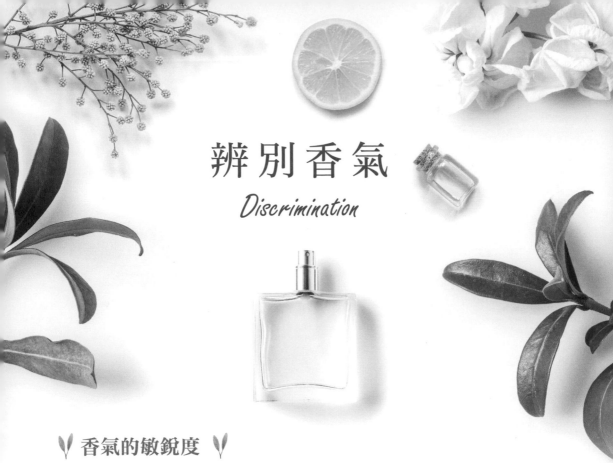

辨別香氣
Discrimination

❦ 香氣的敏銳度 ❦

我們可以用兩種方式來理解對香氣的敏銳度。第一種，就如先前提到的，是偵測到氣味的能力，甚至在香氣極淡的情況下也能聞得到。這又叫做「偵測閾值」（detection threshold）。第二種是「認知閾值」（recognition threshold），也就是一種香氣能被描述出來，或是區辨其差異的最低濃度（Laska and Ringh 2010）。與單純偵測氣味相比，辨別氣味時可能面臨更多的氣味變化。專業調香師與新手之間最大的差異，也就在於調香師能夠在混合的香氣當中，辨別出其中的成分（Livermore and Laing 1996）。

香氣敏銳度

偵測閾值	認知閾值
在香氣極淡的情況下也能夠偵測的最淡氣味叫做「偵測閾值」（detection threshold）。	「認知閾值」（recognition threshold），就是一種香氣能被描述出來，或是區辨其差異的最低濃度。

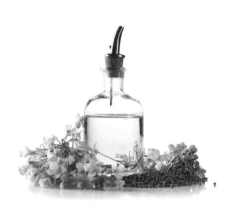

氣味分子

Barkat 等人（2012）在文獻中提到，在正常的情況下，我們的嗅覺系統隨時都需要處理複雜的氣味，因為我們接觸到的每一種氣味，事實上都是由七種以上的氣味分子所組成。這表示，我們的嗅覺受器一定與這些氣味混合物生成的訊息及神經傳導過程產生了互動。然而，Barkat 等人認為，對於氣味混合物的感知，並不是對所有成分感受的加總而已；確實，如果一個氣味中含有四種以上的成分，就可能創造出一種全新的氣味感受。這個現象在香水業中屢見不鮮。舉例來說，Burr（2007）曾在研究中記載與調香大師尚－克勞德·艾連納（Jean-Claude Ellena，法國愛馬仕專屬調香師）的訪談內容，艾連納最出名的工夫，就是能用少數幾樣成分調出意想不到的香氣。訪談中，艾連納示範了，當氣味甜如洋甘菊的化學成分苯乙酸異丁酯（iso-butyl phenylacetate），與合成的香草香精（乙香草醛，ethyl vanillin）加在一起，就能創造出像巧克力一樣的氣味。然而，真正的巧克力本身大約含有 800 種氣味分子。同樣用乙香草醛，再加上肉桂、橙與萊姆等精質，就能複製出像「可口可樂」的味道。Barkat 等人（2012）認為，這有可能是因為組合後的香氣能刺激到其中單一成分並未刺激到的嗅覺神經元。

描述香氣的符號與特徵

回到辨別香氣的概念。我們必須要把另外一個重要因素也考量進去，就是有能力用語言去標記（label）感知到的氣味。這樣的能力也是可以學習的。1996 年，Dalton 與 Wysocki 針對長時間的氣味適應進行研究，發現當重複暴露在單一氣味之中，**再加上標準化的氣味描述符號與特徵**，就能增進以語言描繪氣味的能力。發展這個能力的途徑無他，唯有練習。因此，雖然練習需要費一番工夫，但得到的成果，將遠遠超過只是學著去辨別和描述氣味而已。透過這樣的練習，事實上是將認知與感官的處理過程結合在一起，並且在腦中建立起氣味記憶。

嗅覺記憶和大腦的推理過程

　　專業調香師和新手之間最大的差別，無疑是嗅覺記憶，以及從中直接衍生出大量調香過程中會用到的認知技巧。當代調香大師尚·卡爾斯（Jean Carles，1892 – 1966，於 1931 年創造經典香水作品——**禁忌**〔*Tabu*〕）就非常強調嗅覺記憶的重要性。在他本人真正出現嗅覺減退的情況下，仍憑藉嗅覺記憶，在 1945 年發表大受歡迎的香水**瑪姬**（*Ma Griffe*），並在 1947 年參與**迪奧小姐**（*Miss Dior*）的創作。

嗅覺的感官訓練

　　人們認為要練就專業調香師的技能，至少要用十年的時間進行創作，並且花上比十年更長的時間訓練嗅覺。不過，本書並不是以成為專業調香師為目的去訓練與練習，而只是鼓勵讀者更積極地與嗅覺並肩合作，因為這麼做本身就能帶來許多益處。當我們這麼做，不只會激勵感官，也能鍛鍊大腦的推理 [4] 能力。

嗅覺的認知訓練

　　推理（reasoning）被認為是最高階的認知功能之一，由大腦的前額葉皮質 [5]（PFC）

前額葉皮質「執行層面」

前額葉皮質

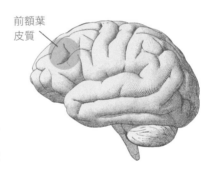

辨別香氣的階段，前額葉皮質會形塑並分類這些圖像，並對腦中的知識庫提問，以找到與圖像相關連的稱呼。

---

[4] 推理（reasoning）是運用知識做出結論的過程，或為我們所觀察到的作出解釋。
[5] 前額葉皮質的位置在額葉的前方區域。

掌管。這個區域和做出「執行層面」的決定、計畫與安排我們的意念、行動及社會互動行為有關；有時也被認為與正向情緒有關。Fujii 等人（2007）曾透過近紅外線光譜儀[6]（near infrared spectroscopy）檢視日本香道大師及新手在辨別香氣時的前額葉活動，他們發現，當大師們第一次嗅聞香氣時，也就是香氣在腦中形成第一印象時，在前額葉皮質的左右區域會分別出現對應的稱呼與心智「圖像」；接著，在辨別香氣的階段，前額葉皮質會形塑並分類這些圖像，並對腦中的知識庫提問，以找到與圖像相關連的稱呼。當大腦收到回應，會以收到的答案與仍在不斷刺激、產生心智圖像的香氣進行比對；最後一個階段是左右區域之間的溝通，取得稱呼的左側，以及負責型塑心智圖像的右側會進行交流，並取得最佳共識。這就是溯因推理[7]（abductive reasoning）的例子，也就是從多個前提下推理出結論。新手似乎在推理嗅覺刺激的過程中遇到較多困難，因為從他們的腦活動可看出，前額葉皮質的活動模式並不如大師活躍且有條理。這可能是因為，新手並沒有預先學習到的知識功底，或也可能是因為他們或許能夠創造出內在圖像，但卻無法以符號或象徵的方式處理這些圖像。也就是說，他們或許沒有學會如何處理抽象的概念。這個研究顯示，香道大師們的大腦認知處理技能確實已達到最高境界。若以專業調香師與香道大

[6] 這是一種運用電磁波譜近紅外線的測量技術，能夠以非侵略性的方式測量腦部活動。它可監測血流量、血氧濃度和神經活動。

[7] 推理的形式有三種。演繹（deductive）推理是以普遍的規則為前提，透過一連串的邏輯推演過程，達到「為真或為假」的結論。透過演繹推理，能對事物進行觀察並推論可能的結果，但並不能預測未來。歸納（Inductive）推理是根據具體而有限的觀察，導向一個普遍性的結論。科學研究經常是歸納性的，因為研究常是蒐集資料或證據，並從其中尋找模式或趨勢，據此提出一個可以說明這些觀察結果的假設。這樣的結論並不必然是確切無疑的，但可以豐富我們的知識庫，並且可以用來推測未來。相反地，溯因（abductive）推理是根據不完整的觀察結果，推論出最可能的解釋。醫師的診斷、法院裡陪審團達成的結論，或愛因斯坦的「思維實驗」（thought experiments），都是溯因推理的例子；也因此，溯因推理被認為是最能表現創意，也是最直覺性的一種推理方式（Butte College，無日期）。

師們相比，我們可以看到許多雷同的部分，尤其在辨別香氣、嗅覺記憶與創造力等層面。因此，研究者認為，專業調香師的認知處理技能也已達到最高境界——也就是能夠進行溯因推理——此外，一步步訓練自己的嗅覺，也將增進我們的認知功能。

嗅覺的情緒訓練

Lawless（2010）曾經比較「以覺察和探詢的態度」（smelling with 'awareness and enquiry'）嗅聞香氣，與「只是坐著」靜心有何不同。他在文獻中解釋，這個靜心方式是一種訓練身體覺知的方法，叫做 *Shikantaza*（只管打坐，也就是默照禪）也是日本禪宗大師道元禪師（Dogen）推薦的靜心法門。為了達到心靈平靜的目的，在這樣的靜心過程中，會刻意將意識帶到身體，也就是一直「處在當下」，而不是在腦裡思緒紛飛；透過練習，心靈與身體將能更加和諧合一。當我們完全投入在香氣裡，並使所有注意力專注其中的時候，我們也能脫離原本忙得團團轉、令人分心的思緒——也就是 Bloom（2011）所說的「心猿」（monkey mind）——進而經驗到正念與反思覺察的狀態。

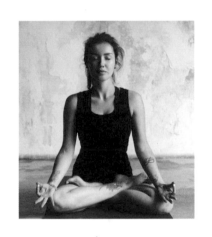

嗅覺訓練三個層面

我認為訓練嗅覺在三個層面上都能帶來益處：**感官、認知、情緒**。它能刺激嗅覺接受器、維持敏銳度，可以促進認知能力，最重要的是，還能使我們感覺更幸福。

如何建立嗅覺記憶？

　　法國傳奇調香大師埃德蒙・魯德尼茲卡（Edmond Roudnitska，1905－1996）最出名的就是對大自然香氣的敬重，以及用真正的植物香氣作為創作參照點的風格。舉例來說，在創作 *Diorissimo*（名為迪奧茉莉花香水，但實際上主體是鈴蘭香氣）這款香水時，他會不時用自己花園裡真正鈴蘭花的香氣，來和試香紙上的香水做比較。魯德尼茲卡的弟子桑德琳・維迪奧（Sandrine Videault）在創作 *Manoumalia*（馬努瑪麗亞）這款香水時，也參照了真正大溪地梔子花（*Gardenia tahitensis*，一種美麗的波利尼西亞花朵，也叫提亞蕾花〔tiaré〕）的香氣。同樣地，卡莉絲・貝可（Calice Becker）創作 *Beyond Love*（無關愛情）這款香水時，也參照了大自然中晚香玉的氣味（Turin and Sanchez 2009）。所以，即便你已經知道怎麼使用調香原料創作香水，不時回到大自然去探索（或重訪）植物天然的香氣，永遠是個好主意。例如新鮮或乾燥的香草／藥草、水果、香料、木材、針葉、細枝與樹枝，或是芬芳的花朵等，這些都是日常生活中容易接觸到的植材，並且含括了大部分我們需要體驗學習的香氣種類與特徵。當你這麼做時，也

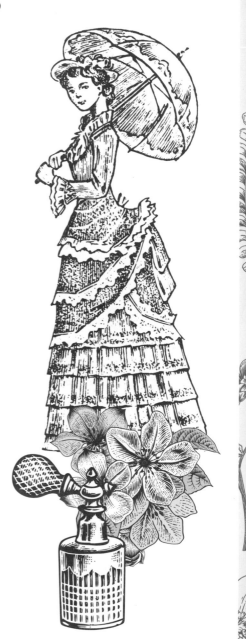

可以開始學著記錄下所有的感官印象。

感官感受和語言標記

　　一旦香氣和植物來源的關連在腦中建立起來，也就是說，當感官感受和語言標記之間建立起連結──嗅覺記憶便誕生了。一旦你準備好，就可以開始試著學習指認它。指認的過程包括「盲測」（blind sampling），也就是眼前只有需要測試的香氣，沒有任何與來源有關的證明或資訊；顯然，這需要朋友或同事的協助才能進行。同樣地，請將你在過程中的所有發現都記錄下來。

精油與原精質地的不同

　　系統性地對芳香植材的香氣進行採樣，同時記錄下所有的感官印象，這樣的做法對於接下來探索精油與原精的氣味能打下相當好的基礎。精油和原精的香氣更加「濃縮」而強烈，除非經過稀釋，否則通常聞起來並不像來源植物的天然香氣。精油通常是可流動的液體，不過不同精油會有不同的濃稠度，有些比水稀（例如柑橘類精油），有些比水稠（例如檀香精油）。有些原精是非常稠厚的液體，例如玫瑰、茉莉和橙花。還有些呈現膏狀，或者有些樹脂溶液堅硬易碎（例如安息香）。像這樣膏狀或固體狀的材料，可以買到以酒精稀釋的酒萃

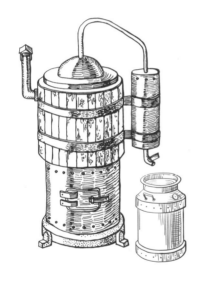

精油：精油通常是可流動的液體，不過不同精油會有不同的濃稠度，有些比水稀（例如柑橘類精油），有些比水稠（例如檀香精油）。

原精：有些原精是非常稠厚的液體，例如玫瑰、茉莉和橙花。

香精 [8]（extrait）（10-30% 是理想的濃度），或是稀釋在無香味的溶劑當中，例如二丙二醇（dipropylene glycol，DPG）。像這樣的稀釋品，都非常適合用來做聞香練習。某些膏狀的原精只要稍微浸泡在溫暖的熱水中就能軟化成為稍微可流動的液體，不過在你這麼做時，務必記得確保蓋子旋緊，並且在打開之前擦乾瓶外的水分。

香料供應商

香氣材料供應商應該不只能提供植物來源鑑定書，也要能提供所有產品的安全資訊。在使用任何芳香萃取物之前，都必須先確認並詢問過這一點。雖然我們在意的是芳香萃取物的氣味，但也可能不經意地接觸到肌膚，因此，必須確保使用的材料足夠安全。一般來說，精油的供應商都能提供這樣的資訊（可以參見文末），在芳香療法相關參考資料中也有提及。例如：Lawless 在 2012 年出版的經典著作《精油百科全書》（*The Encyclopedia of Essential Oils*）；而對專業芳療師或在學芳療學員來說，Tisserand 和 Young 在 2014 年的《精油安全指南》（*Essential Oil Safety, 2nd Edition*）絕對是值得投資的重要典籍。

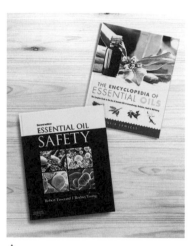

▲
《精油百科全書》
The Encyclopedia of Essential Oils
《精油安全指南》
Essential Oil Safety, 2nd Edition

---

[8] 酒萃香精（*extrait*）是法文萃取物（extract）的意思。一開始，所謂的「酒萃香精」是用酒精萃取已透過脂吸法得出的香膏（可參照名詞解釋中「脂吸法」（enfleurage）的條目）。後來，這個字被用來指稱用酒精以高濃度稀釋香水化合物（或原精及樹脂溶液）的香精。現在，酒萃香精通常指的是市面濃度最高的酒精香水／萃取物（通常以高濃度的乙醇稀釋香水化合物或芳香萃取物，濃度在5-20%之間）。

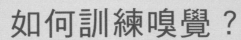

如何訓練嗅覺?
How to Conduct Sensory Exercises?

嗅覺訓練 嗅覺訓練應該在安靜平和的情況下,以有順序、有方法的方式進行。

準備工作 所有需要的工具都應準備在手邊,包括**香氣試樣、試香紙、筆記本和筆**。

香氣試樣　　　　試香紙　　　　筆記本　　　　筆

環境空間 理想的環境應該是溫暖的,無風吹干擾但整體通風情況良好。此外,空間中不應有其他氣味。很重要的是,練習者在開始前應該是放鬆、舒服的。

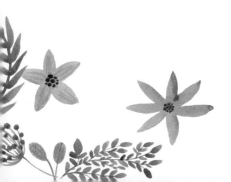
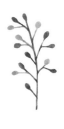

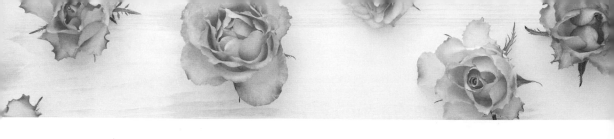

注意事項

① 所有的香氣材料都要小心地滴在試香紙上,而不是直接從瓶口嗅聞。這麼做才能欣賞到香氣隨時間飄散後出現的不同變化,除此之外別無他法。

② 吸附香氣材料之前,必須先在**試香紙**上標註清楚,除了**材料名稱**之外,也要寫上**時間;試香紙的兩頭可以折出 45°角的凹度並放到一旁**,這麼一來,底端成為一個方便拿取的「**柄**」,而吸附香氣材料的末端則不會碰到任何其他物品。

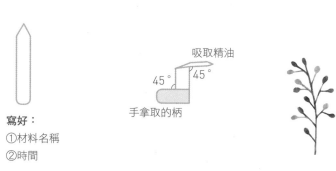

寫好:
①材料名稱
②時間

吸取精油

45°　45°

手拿取的柄

③ 接著,就可以把試香紙放進瓶中沾取香氣材料(最多浸入 **0.5 公分深**),或者將一滴芳香精質滴到試香紙上。

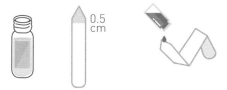

0.5
cm

> **TIPS:**如果使用的是酒萃香精,記得要等酒精揮發掉再嗅聞,因為酒精有可能暫時「麻痺」你的嗅覺接收器。

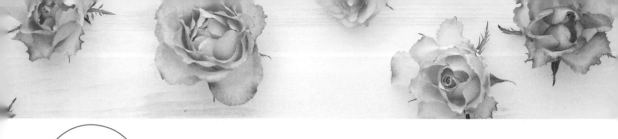

嗅聞的技巧也很重要。我們的鼻子很快就會適應香氣的存在，因此很重要的是動作要快。在嗅覺疲乏之前，要趕緊蒐集第一印象的相關資訊。

集中意識

首先，閉上眼睛以免去視覺干擾，讓意識完全集中在香氣上。接著，嗅聞試香紙的香氣（不需要深深吸氣[9]），把注意焦點放在對香氣的印象，並立刻把當下察覺到的前調香氣記錄下來。在接下來的五分鐘裡面，時時重新確認香氣的變化，看看是否有不一樣的地方。

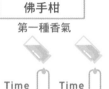

佛手柑

第一種香氣

	Time	Time	
0-5 分鐘（前調）	15 分鐘（中調）	45 分鐘（後調）

香氣比較

接著，就可以把試香紙放到一旁，稍微休息一下，再接著嘗試下一種香氣。然而，每一種香氣都應在間隔一段時間後重新嗅聞（建議在15分鐘後做一次，45分鐘後再做一次），評估是否出現其他的香調，此外也練習辨認中段香氣與最後留下的殘香[10]（dryout）。

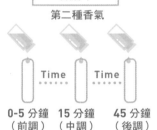

岩蘭草

第二種香氣

	Time	Time	
0-5 分鐘（前調）	15 分鐘（中調）	45 分鐘（後調）

範例說明

以柑橘類精油來說，中段香氣很快就會出現，而最後幾乎不會留下任何殘香，很可能30分鐘過後就沒有任何氣味了。而其他精油的中段香氣，也就是被歸為中調的氣味，大約在15至45分鐘後會出現，而最後留下的殘香則大概在90分鐘或數小時之後顯現。然而，後調類香氣（如檀香或岩蘭草）有可能在試香紙上留下好幾天的殘香。因此，試香的時機也要根據試香對象好好安排。一般來說，每次最好只嘗試兩到三種香氣材料。你也可以在進入中調之前，盡情地讓鼻子嗅聞前調的氣味直到「疲乏」，或者在進入後調之前，讓鼻子對中調的氣味變得疲乏；這麼做能讓你對氣味在每一階段的變化，都有更清楚的感受。聽起來似乎很困難，但進行方式其實很簡單。

專業調香師訓練

　　下面這個方法，是專業調香師訓練中會使用的方法。我並不建議你規律地用以下方式操練，但偶爾嘗試一兩次是蠻有趣的。

標號試香紙：1 號

① 在試香紙上面寫下第一個要嘗試的香氣名稱，並將它標為「1 號」。

②

凹折試香紙

如上圖示凹折試香紙的兩端。

③

沾取精油
2 ～ 3 滴精油

將試香紙尖端浸入精油或原精當中，或在尖端上滴 2 到 3 滴（如果材料為膏狀，就輕輕沾取一些）。

④

寫下時間

記下當下的時間。

⑤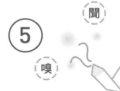

聞

嗅

仔細嗅聞 1 號

香氣印象

香氣特徵

第一印象

仔細嗅聞，注意香氣給你的第一印象。將這樣的印象對應到香氣種類（例如花香、木質、柑橘），以及香氣特徵（清新、溫暖、飽滿等）。

5 分鐘內
不斷嗅聞 1 號香氣
記錄你的觀察

⑥ 在接下來的五分鐘裡面經常回頭嗅聞 1 號香氣，看看是否察覺到其他不同—如果有，就記錄下來。

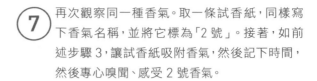

同一種香氣
標號試香紙：2 號

⑦ 再次觀察同一種香氣。取一條試香紙，同樣寫下香氣名稱，並將它標為「2 號」。接著，如前述步驟3，讓試香紙吸附香氣，然後記下時間，然後專心嗅聞、感受 2 號香氣。

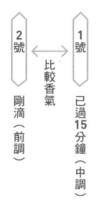

2 號 ← 比較香氣 → 1 號　氣味特徵

剛滴（前調）　已過15分鐘（中調）

⑧ 馬上對剛滴出的 2 號香氣和大約已過了 15 分鐘的 1 號香氣進行比較。這兩種香氣聞起來的感覺會非常不同。1 號香氣現在出現了什麼樣的氣味特徵？原本的香調是改變了，消退了，還是更強烈了呢？現在，你從 2 號香氣聞到的會是前調，而 1 號香氣聞到的是中調。將你的所有感受記錄下來。

⑨
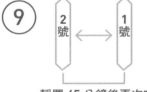
2 號 ←→ 1 號

靜置 45 分鐘後再次嗅聞，比較中調和後調。

把兩張試香紙放到一旁，靜置 45 分鐘的時間。再次嗅聞 1 號香氣，感覺是否有其他變化。用 2 號香氣來做對比。

⑩
2 號 ←→ 1 號

靜置 90 分鐘至 2 小時後，比較殘香。

90 分鐘到兩小時之後，試香紙上會逐漸出現殘香。某些香氣材料，尤其是屬於後調的香氣，有可能維持數天不散，因為這些材料的揮發性非常低。

　　這樣的練習能讓你清楚知道鼻子的運作模式；它也能為你帶來第一手經驗，了解精油或原精的香氣如何隨著時間變化、發展，你將更深入體會前調、中調與殘香是什麼。你將準備好進行系統性的嗅覺訓練，不僅能增強辨別氣味的能力，也能使你更知道如何用語言描述你對氣味的感受。

---

9. 深深吸入香氣有可能影響自律神經系統，並導致心理或情緒上的變化；而在此我們關注的僅僅是香氣的氣味特徵而已。除此之外，氣流進入鼻腔的速度，也會影響芳香物質被身體吸收的程度（Hawkes and Doty 2009）；因此也可能直接影響我們偵測到的香氣是哪一個元素（Quinn 2012）。

10. 中調是香氣的核心（又稱為「心調」），是由揮發速度中等的成分所構成。中調會受到快速逝去的前調所影響，也會受到即將開始揮發的、揮發度最低的後調香氣成分的影響。殘香（或所謂的香跡），就是在前調與中調都揮發消逝之後，最後留下的香氣。

香調家族、種類與特徵
Odour Families, Types and Characteristics

　　香氣的分類法有許多種，各式各樣的香氣能根據不同分類方式，被歸入諸多類別，或「家族」當中。大部分常見的芳香植物精華都能被歸在下面幾個家族當中，而本書的香氣檔案介紹也是根據這樣的分類進行說明：

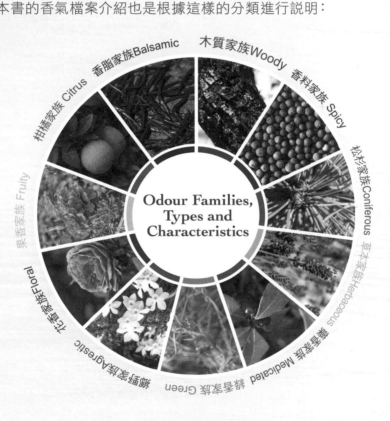

　　接下來，我們很快會發現，這些大家族當中還有次家族（sub-families），有些香氣（例如廣藿香與黑醋栗花苞）氣味實在太獨特且複雜，因此幾乎無法用任何一種分類來概括。芳香匠人亞利克·勞勒斯（Alec Lawless）甚至認為這樣的香氣應該獨立出來，歸為「異香」（maverick）家族（Lawless 2009）！

有結構的試香方法

1. 香氣種類與香氣特徵：

當我們在學習香氣種類與香氣特徵時，最好的做法是用有結構的方式謹慎規劃選取的香氣試樣，每次挑選的試樣應該是擁有某些共同特質的特定組合，或是屬於同一個家族的香氣。

2. 記錄嗅覺印象：

記錄嗅覺印象時，必須用標準化的香氣詞藻去描述香氣的不同特徵。過程急不得。這麼做的目的是要確定每一個不同香氣多元的「個性特質」——它的特徵、持久度，以及隨著時間會有什麼樣的變化。然而，你也必須對自己與特定香氣的連結保持覺知，因為這是另一個習得香氣記憶的方法。

3. 試香：

試香的目的，除了愉悅身心之外，更在於學會有意識地帶著覺知去嗅聞，去激勵自己的嗅覺接收器，並進而建立起香氣記憶。

木質家族參照點

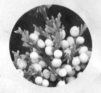

維吉尼亞雪松   **聖檀木**

當你想探索木質家族香氣時，可以選用維吉尼亞雪松來作為你對木質香氣的「參照點」，讓它的香氣寫入你的嗅覺記憶中，把木香的所有特徵細節完整化。接下來，你就可以再嘗試其他的木香，例如檀香和聖檀木，然後記下它們個別不同的地方。

建議從哪個家族開始呢？

從哪一個家族開始探索並不重要，不過我會**建議從香脂家族開始（通常是後調香氣），然後到木質，再到香料，接著嘗試松杉、草本、藥香、綠香、鄉野、花香、果香，最後是更屬於前調香氣的柑橘家族。**本書第二部的香氣檔案就是以這樣的家族分類為架構，分別列出每一種香氣的植物來源、香氣檔案、聞香筆記與建議的香氣比較對象。你並不需要一次就把所有的香氣材料都買齊。某些供應商或許可以根據客訂要求準備商品，但請記得，產品的易取得性、品質與價格都會時時變化浮動。

香脂家族
Balsamic Family

<u>香氣檔案</u>：勞丹脂、紅沒藥、妥魯香脂、香草
原精

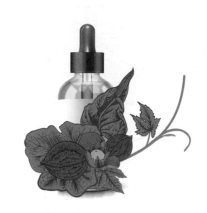

　　香脂家族底下有許多「次家族」。香草
原精是香草類（vanilla）的最佳代表，不過
或許你也會想試試安息香的樹脂溶液，因為
其中也含有帶有香草氣味的香草醛（一種芳香醛——可以參見名詞解釋與教
材二的相關內容）。妥魯香脂雖然也含有一小部分的香草醛，但事實上是肉桂
酸類（cinnamate）的代表氣味，其中的肉桂醇（cinnamyl alcohol）與肉桂酸
（cinnamic acid）為妥魯香脂帶來一種溫暖、濃重、香脂和肉桂般的影響，加上
像草莓一樣的水果香調。有些香脂家族的香氣，例如勞丹脂，有像龍涎香一樣的
氣息。「像龍涎香」（ambra）這個字，是用來形容像是龍涎香[11]一樣的氣味——
這種氣味很難定義，但它複雜、飽滿、有霉味、有麝香味，又有土壤和琥珀的氣息。
最後要介紹的兩種香脂氣味是紅沒藥與沒藥，這兩種沒藥帶有一種特殊的香料
氣息，總被人說位在香脂家族中的「遠端」（far end），也就是並非典型的香脂味
（Curtis and Williams 2009；Lawless 2009）。而可可原精的味道香甜，就
像巧克力一樣；它也是香脂家族中的一員——不過它並不帶有香草氣息。

[11.] 龍涎香（ambergris）：深海中某些鯨類以巨烏賊為食，吞食後偶爾出現無法
消化的烏賊「顎片」進入腸道的情況，並在鯨魚體內累積成糞石，即為龍涎香。
龍涎香若順利經過腸道排放到大海中，這帶著臭味的糞石會漂浮到海面，經
過日曬、海浪沖刷和海水鹽分的運作，最終醞釀出美妙的香氣。龍涎香最後
可能被沖刷到海岸上，是香水業的重要製香材料。龍涎香非常稀有，價格比
黃金還貴。

木質家族
Woody Family

香氣檔案：聖檀木、東印度檀香、維吉尼亞雪松

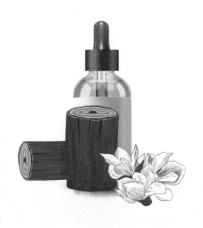

　　木質家族的成員包括來自異國或「珍貴」的樹種——因帶有香氣而身價不凡的樹木，多用來雕刻，例如帶有玫瑰氣味的樹種，或某些松杉類。木質香調中，最具身價的想必是真正的東印度檀香（*Santalum album*，也叫印度白檀），貨真價實的檀香現在已經非常稀有，如果你能買到這樣的檀香精油，務必把握機會和常見的其他檀香做氣味比較，例如：太平洋檀香（*S. austrocaledonicum*）與澳洲檀香（*S. spicatum*）。Erligmann（2001）認為東印度檀香有琥珀的氣味，而澳洲檀香更接近樹脂的香調。而太平洋檀香目前雖然在成分及香氣資料上的認知度還不是很高，但香氣確實更偏琥珀味而非樹脂。維吉尼亞雪松大概是最典型的木質香氣了——還帶有一絲絲的樹脂氣味。聖檀木是木質家族中帶玫瑰氣味的代表，花梨木也有這樣的香氣特徵。

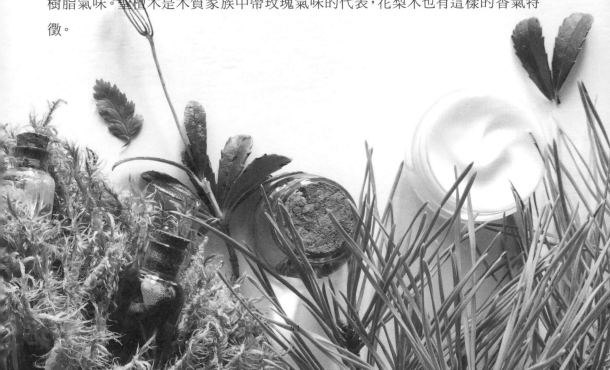

香料家族

Spicy Family

香氣檔案：藏茴香、胡蘿蔔籽、丁香花苞、肉荳蔻

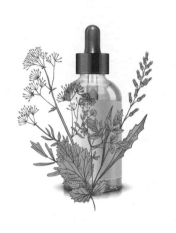

　　或許你早就料到，香料家族的成員正是烹飪中經常用到的香料——它們的氣味溫暖、辛辣，有時帶有土壤氣息，有時帶著木質味，有時是清新的果香，甚至帶點甜味。其中，丁香花苞與肉桂葉是典型的香料香調——兩者也都帶有果香的氣味。藏茴香帶有經典的溫暖香料味，但它的味道非常獨特、辨識度高；胡蘿蔔籽也有獨樹一格的氣味，帶著香甜木質氣息，又有清新／土壤的特質。肉荳蔻是另一個帶著木質香的香料氣味，但同時也有甜香與醚的味道。

　　香料家族非常龐大，還有其他成員的香氣也建議你做嘗試。葫蘆芭籽（fenugreek）的氣味並不常見，雖然它有像咖哩一樣、飽滿溫暖的香料氣息，但也有像芹菜、像核桃的面向。芹菜籽是另一個溫暖的香料成員，而小茴香（孜然）的氣息並不是人人都能接受，尤其容易令人聯想到「沒洗澡的臭汗味」。有種來自亞洲的脣形科植物——紫蘇（*Perilla frutescens*），也具有非常複雜的香氣，或許會讓你聯想到藏茴香與小茴香的香調。

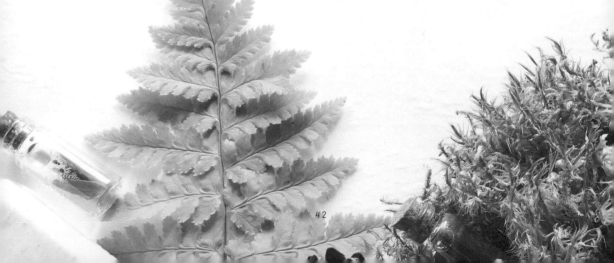

松杉家族
Coniferous Family

香氣檔案：歐洲赤松、西伯利亞冷杉

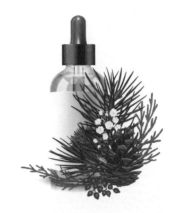

常見且芬芳的松樹香氣，就是經典的松杉調氣味；此外，帶有樹脂香氣的松樹（松屬植物）、雲杉（雲杉屬植物）和冷杉（冷杉屬植物）精油，也是松杉調的氣息。松杉類／樹脂類的香氣，讓人聯想到森林，並且也可能帶有香脂調的氣味。松杉類精油的主要成分是 α- 與 β- 松烯（pinene），這是一種單萜烯成分，此外，你也可能聞到一種類似松樹的「萜烯（terpeney）」氣味。

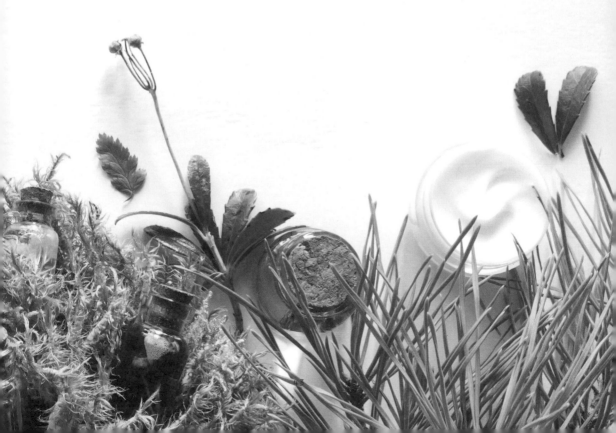

草本家族

Herbaceous Family

香氣檔案：快樂鼠尾草、月桂葉原精、真正薰
衣草、白色百里香

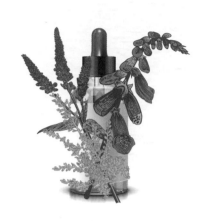

　　就香水而言，鼠尾草大概是最典型的草本
氣味——雖然某些人覺得聞起來更像尿味！不
過，就像香料家族一樣，草本家族底下也有許
多次家族。例如薰衣草就是其中一支（各種來自薰衣草屬的植物，不過不包括薰
衣草原精，因為原精的氣味更偏花香調）；此外還有樟腦（迷迭香精油）、茶香（快
樂鼠尾草精油）、薄荷（薄荷屬植物）和百里酚（常見百里香精油）等香調。其中，
樟腦、薄荷、薄荷腦與百里酚的氣味也被歸為藥香。然而，透過比較草本植物原
精的氣味，我們便能理解草本家族在香水業的重要價值；因為來自原精的草本香
氣比起精油更接近天然植材的氣味，而精油通常更具有藥用的特質。

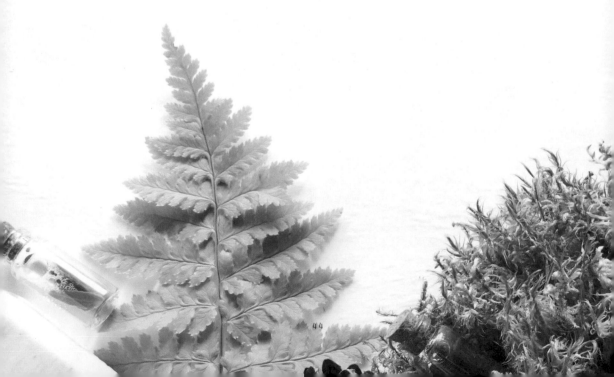

藥香家族
Medicated Family

香氣檔案：藍膠尤加利、胡椒薄荷（歐薄荷）、
冬青

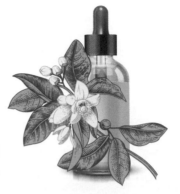

　　藥香家族的氣味令人聯想到傳統的外用
藥品——尤其是塗敷的藥膏——此外，還具有
強大的氣味穿透力。藥香家族很少被用來調
製香水。本樟（樟樹）是典型的樟腦香調，而藍膠尤加利則是桉樹調 [12] 的代表，
在其他尤加利與白千層屬植物中也有這樣的香氣。胡椒薄荷（歐薄荷）是薄荷腦
次家族的代表香氣，而杜松漿果則能代表典型的萜烯香調（其主要成分都是單
萜烯，因此帶有這特殊的香氣）。冬青的氣味獨樹一幟，因此自成一類，香氣主
要來自成分中的水楊酸甲酯（methyl salicylate），這樣的香氣在花香濃烈的依
蘭氣味中也能聞到。

[12.] 桉樹調（cineolic）描述的是一種具穿透性
的、像尤加利般的氣味，這個味道主要來自
尤加利精油中的主要成分——1,8-桉油醇。

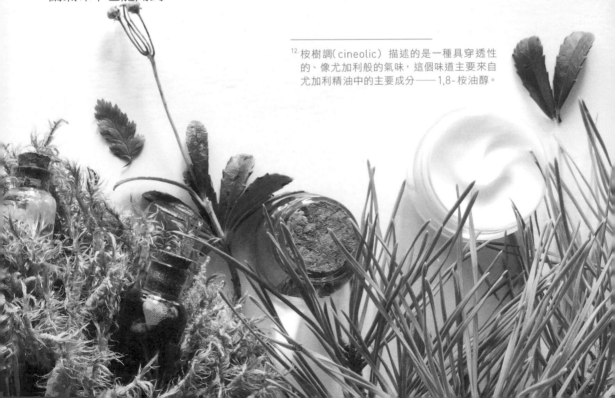

綠香家族
Green Family

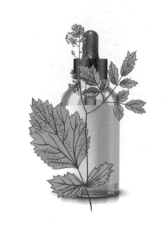

香氣檔案：紫羅蘭葉、白松香

　　綠香家族的氣味就像切碎的草葉，它通常是夾雜在複雜香氣中的一個次家族，又以紫羅蘭葉原精與白松香精油為代表。紫羅蘭葉有強烈的綠香氣息，而白松香的綠香氣味也非常濃烈，但更像是新鮮豆莢或切碎的青椒的氣味，草葉味不那麼重。

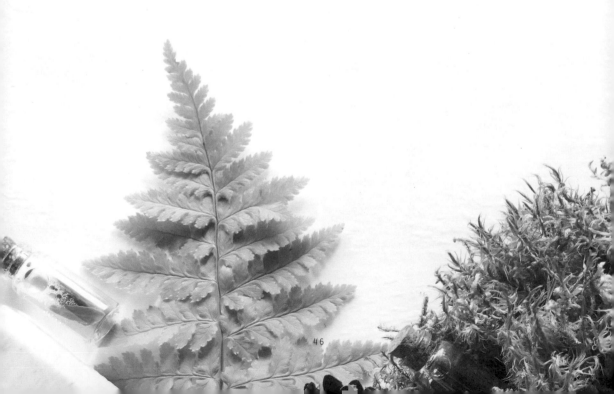

鄉野家族
Agrestic Family

香氣檔案：乾草、橡樹苔、廣藿香、菸草

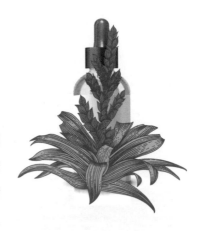

　　「鄉野」（agrestic）這個字是指令人想起鄉村或野外的香氣──樹木、草原和潮濕的泥土。在這個家族中有帶著複雜青苔味的橡樹苔（oakmoss）與樹苔（tree moss）原精，也有帶著草香的芳香黃花茅精油（flouve）或芳香黃花茅原精（foin）；此外，零陵香豆原精有新割草坪的氣味（來自其中的香豆素成分），也有氣味香甜飽滿的乾草（hay）原精。岩蘭草可以作為香野家族中土壤氣息的代表，廣藿香也是其中一支；此外，或許你可以找找海草（seaweed）原精，體驗海濱的氣味。菸草原精氣味溫暖、飽滿，也是香野家族中「菸草」香調的代表。

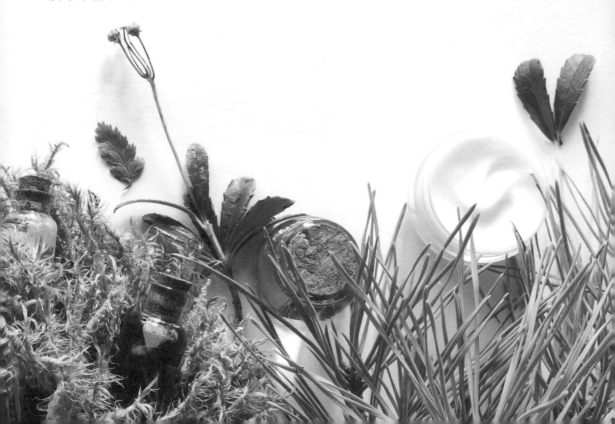

花香家族
Floral Family

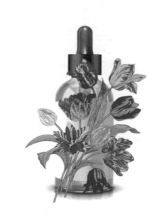

香氣檔案：玉蘭、緬梔、鷹爪豆、茉莉、菩提（椴花）、銀合歡、水仙、橙花、桂花、粉紅蓮花、玫瑰、特級依蘭

　　花香是另一個成員眾多的龐大家族，並且是香水業中非常重要的一支。所謂花香指的是鮮花或剛摘下的花朵香氣，我們透過精油和原精所聞到的氣味，頂多只能算是接近真正的「花香」，或是花香的一個範例（Curtis and Williams 2009）。如你所想，花香家族中的各種氣味差異非常大，從帶有玫瑰主調但同時有草本／綠香／薄荷香氣的天竺葵，到以綠香為主調、細緻幽微的菩提（椴花），以及氣味濃烈、令人迷醉的異國花香依蘭。花香是很難歸類的一種香氣，雖然如此，我們還是可以試著用幾種次分類來試著歸納。這些次分類包括：玫瑰調（包含玫瑰，以及氣味接近玫瑰的天竺葵、玫瑰草與義大利永久花）；吲哚調（來自氣味濃重的白色花朵，例如白丁香和百合[13]、茉莉、白玉蘭、晚香玉與橙花）；紫羅蘭調（包括紫羅蘭花和鳶尾根；然而由於價格高昂且不易取得，因此並未納入本書內容）；迷幻調（narcotic）（包括風信子、水仙以及百合）；像蜂蜜／像乾草（如鷹爪豆與金雀花）；細緻綠香調〔銀合歡與菩提（椴花）〕；像柑橘〔樹蘭（aglaia）〕；果香調（桂花、緬梔與依蘭），以及土壤／皮革調（粉紅蓮花）。

---

[13] 許多花朵雖然氣味特殊，但無法萃取出精油或原精，例如白丁香和百合。

果香家族

Fruity Family

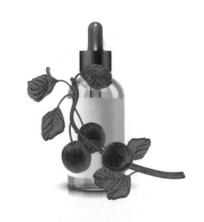

香氣檔案：黑醋栗花苞原精、羅馬洋甘菊、
萬壽菊

果香調（除去柑橘這個次家族之外的果
香）可以在少數幾種芳香植物精華中找到。
在此介紹的是帶有果香／綠香，以及「貓味」
（catty）的黑醋栗花苞，以及像蘋果般的草本香氣萬壽菊。蘋果香調也出現在羅
馬洋甘菊精油的香氣中。

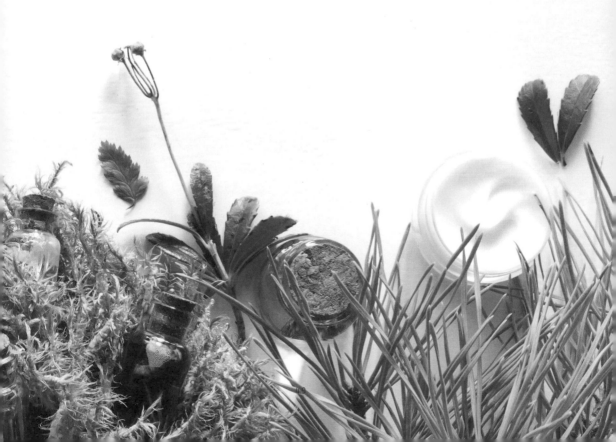

柑橘家族
Citrus Family

<u>香氣檔案</u>：佛手柑、枸櫞（香水檸檬）、
　　　　　橘（桔）、山雞椒

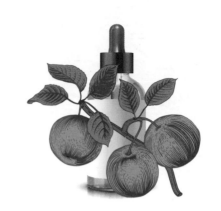

　　龐大的柑橘家族中的代表成員包括：
帶有經典柑橘香氣的枸櫞（香水檸檬）；
柑橘香中帶有花香和胡椒氣味的佛手柑；
以及香氣複雜又柔軟的橘（桔）。然而，有些非柑橘屬的植物果實能帶來顯著的
檸檬香調，例如山雞椒；這些香氣也被歸在柑橘家族中。柑橘家族在英文中除了
citrus family 之外，還有另一個別名叫做 hesperidic family。

　　本書在第三部，將列出可以根據大自然香氣和第二部香氣檔案的芳香植物
精華去進行的嗅覺訓練實驗計畫。你可以根據自己選擇的香氣逐一體驗、琢磨，
也可以隨時再重新回頭探訪之前嗅聞過的氣味。這將幫助你更加鞏固對香氣的
認知，並強化你認出香氣類型與香氣特徵的能力。你也可以開始比較不同香氣家
族之間具對比性的氣味。但一切都急不得！你可以自己踏上這趟香氣之旅，但如
果能有同伴一起分享心得會是大大有幫助的事。此外，如果你和其他同好一起探
索香氣，還可以共同分攤香氣材料的花費，而且體驗的香氣種類也能更加擴展。

　　無論如何，要繼續這趟旅程的話，你難免會需要旁人的協助（這部分將在接
下來**創意調香**有更多說明）。要是你能找到一些「香伴」來相伴的話，那是最好不
過了……。

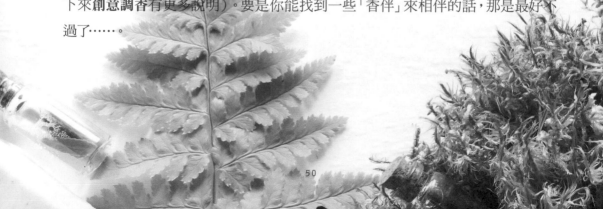

指認與辨別
Identification and Discrimination

就像練習嗅聞芳香材料一樣，辨別香氣的能力，也可以透過盲測來評估和訓練。當你閉上眼睛，一張試香紙被遞到你面前，你能不能描述出它的香氣屬性，或甚至認出它是誰呢？同樣地，在這過程中，維持記錄的習慣是非常重要的，錯誤和成功的經驗都值得被記錄下來。

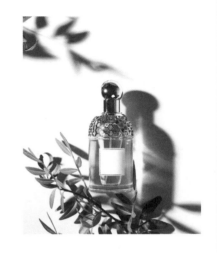

三角試驗 Triangle Test

我們可以透過「同中取異」（odd man out）（又叫三角試驗〔triangle test〕），來測試辨別香氣的能力。最簡單的做法是請他人準備三張試香紙，分別標註為 1 號、2 號及 3 號。其中兩張試香紙滴入的是同一種香氣，第三張試香紙則滴入不同的香氣（不過可不能差別太大，最好是來自同一個香氣家族的成員）。當你嗅聞這三張試香紙，能不能辨認出哪兩個是一樣的香氣，哪一個與另外兩個不同？你能描述出這兩種香氣有哪裡不同嗎？你能認出這兩種香氣分別是誰嗎？

試驗家族：柑橘家族		
甜橙	甜橙	佛手柑
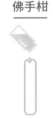		
甜橙 1 號 試香紙	甜橙 2 號 試香紙	甜橙 3 號 試香紙

當你在香氣的道路上繼續鑽研，或許你會想要嘗試不同精油與原精的組合。

★本書教材三「建立香調」的內容或許能為你帶來一些靈感。

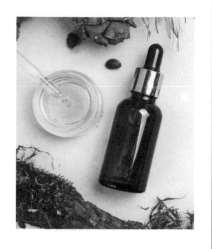

盲測練習

一開始，你可以從簡單的兩兩組合開始嘗試——在乾淨的瓶子裡放入兩種精油各 3 滴，將試香紙放進瓶中，吸飽香氣，然後看看你從這香氣中感覺到什麼。或許你會很容易察覺到這兩種香氣各自帶有的香氣特徵。如果有他人能幫助你，就可以用「盲測」的方式來進行：請他人在你不知情的狀況下隨意準備一組香氣——你能區別出這個香氣的特徵嗎？你能認出這是哪兩種香氣嗎？接著，你就可以再繼續探索三種或三種以上的香氣組合。魯德尼茲卡曾說過：

> 當香氣被組合在一起，它們就不再是各自完整的個體，而會與其他香氣成分自由地互動。記下所有腦中浮現的念頭，用自然出現於心頭的字眼來描述；這樣的詞語是不是能更精確描述出我的想法？這樣的詞語是不是能精準地描繪出香氣的輪廓，而沒有模稜兩可之處？絕對要避免使用「幾乎」（almost）這個字。試著找出能明確定義這個香氣印象的字眼，那是即便二十年過後，當你再聞到同樣的香氣時，心中仍然會浮現的字眼。（Roudnitska 1991，引用自 Aftel 2008, p.60–61）。

每一種成分都有自己的香氣特徵

請記得每一種精油、原精或任何一種香氣植物的氣味，都是由許多不同成分所構成；每一種成分都有自己的香氣特徵，而不同的成分比例也會對最終呈現的香氣帶來重大的影響。因此，你所聞到的香氣，遠遠不只是其中成分加總後的結果那麼簡單。當每一個本身就已然複雜的精油或原精，再相互組合起來，更有創造出嶄新影響力的巨大潛能。然而，新香氣的特質不只關乎成分的組合，也在於彼此之間的比例分配。在現實生活中，新香氣的創造有無限可能。而且，創造香氣除了必須積極嗅聞外，還必須全心專注於氣味的體驗，這些都能帶來堪比靜心的作用。所以，事實上，調香可是非常療癒的事呢！

創意調香
Creative Blending

　　Lawless（2009）在談創意調香時，特別
強調我們必須對手上的精油與原精有徹底的熟
悉和了解，他說：「對它們深刻的掌握度就如同
土壤，能滋養作為靈感的根」。此外，他也提到
我們必須訓練自己的本能。雖然香氣的組合似
乎不是光靠本能就能做到，但若能對「天然」香
氣的組成有獨特的觀察和見解，將能成為發揮
創意的基石。Calkin 與 Jellinek（1994）曾特
別強調幾個重要的調香原則；而最重要的是，
香水並不是隨意調製的，而是有精確的架構系
統為依據，而這些架構則來自：

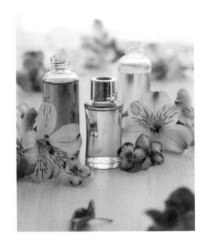

> 　　個別成分之間精確的氣味關係，也就是
> 「香氣和弦」（perfumery accord）；大道
> 至簡與玄秘複雜之間的關係；以及如何在
> 適合的香氣材料之間，平衡各自不同的揮發
> 速度。（請參考 p. 17）

　　尚·卡爾斯會以低揮發度的香氣材料作為
後調，中揮發度的材料作為中調或修飾調，高
揮發度的材料作為前調，然後他會做大量的香
氣實驗，去探索、定義並記錄這三種香氣音調
以不同比例組合，會呈現出什麼樣的香氣樣貌。
　　紙上談兵也是一種不錯的練習途徑。

▲實驗香氣音調以不同比例組合，
　會呈現出什麼樣的香氣樣貌。

把想建立的香調先寫在紙上，可以幫助你思考更多的組合可能，以及不同香氣可能帶來哪些交互的影響——也就是嗅覺上的相互作用。香氣和弦可以由兩種以上的香氣材料構成，而其影響不只在於使用的材料，也在於彼此之間的相對比例。你也可以想想如何將不同的香氣和弦組合在一起，創作出一個簡單的香水。

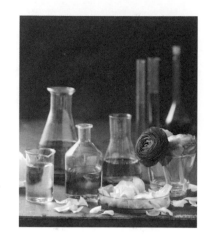

| 香水主題 | 香水創作主題這可能是一種抽象的概念，例如一個季節、一個地點，或一種氛圍；或者，也可能是一個簡單的香氛類型，或一種特定的精油或原精。定下主題能幫助你對於要選用哪些香氣材料有最初的概念，同時也能為你的創作抓到核心。 |

香水主題 香水創作主題這可能是一種抽象的概念，例如一個季節、一個地點，或一種氛圍；或者，也可能是一個簡單的香氛類型，或一種特定的精油或原精。定下主題能幫助你對於要選用哪些香氣材料有最初的概念，同時也能為你的創作抓到核心。

三種香調組合 接著，你要開始思考後調、中調和前調的組成，以及這三種香調將如何產生交互作用，最後呈現出什麼樣的香氣。

- **中調：** 通常是最能代表香氣主題的骨幹，因此應該最先定下中調。
- **後調：** 後調是最持久的氣味，它顯然會影響核心香氣的變化及帶給人的感受，因此後調必須和中調有一定程度的連接，或說是「橋梁」。
- **前調：** 前調是第一時間被注意到的香氣；它們能在一開始帶來影響力，幫助托起中調的氣味，但最終會消失不見。不過，前調也必須與核心香氣有一定的關連，因此我們也必須考慮到前調與中調之間的氣味橋梁。

氣味強度與擴散性 此外，對於香氣材料的氣味強度和擴散性也必須有一定程度的認識。如果想更進一步了解天然香水的創作方式，可以參考亞力克·勞勒斯（Alec Lawless）在 2009 年的著作《匠藝調香：跟隨嗅覺的指引》（*Artisan Perfumery or Being Led by the Nose*）第六章的內容。

★此外，本書教材三「建立香調」當中也有一些香氣組合的例子可以供你參考實驗。

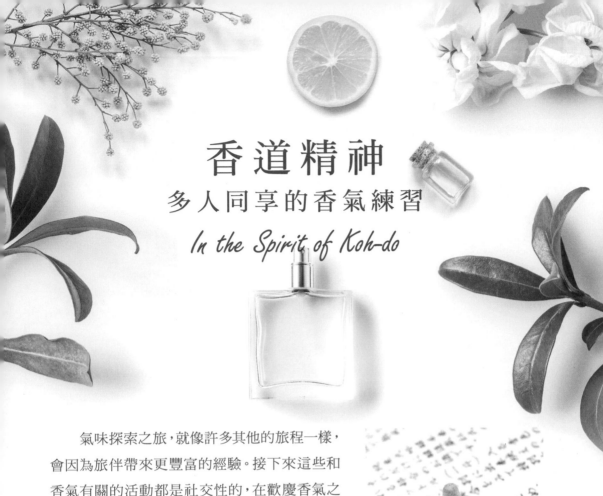

香道精神
多人同享的香氣練習
In the Spirit of Koh-do

氣味探索之旅，就像許多其他的旅程一樣，會因為旅伴帶來更豐富的經驗。接下來這些和香氣有關的活動都是社交性的，在歡慶香氣之餘，也讓我們有遊玩、欣賞和創造香氣的機會。

❦ 日本香道 ❦

香道（こうどう，即香藝之道）是源於日本室町時代（西元 1336－1573 年）的一種藝術活動。當時，除了普遍流行的練香（ねりこう，一種用蜂蜜或梅子肉製成的香丸）之外，有些人開始回到更原始的焚香方式，直接焚燒沉香[14]（じんこう，一種帶有香氣的木頭），品賞它的香氣。這樣的做法逐漸演變成一種「聆聽」香氣的活動，也就是聽香（日文寫作聞香，もんこう）。

[14.] 沉香（Agarwood） 是一種沉香屬（*Aquilaria*）植物，也是當時最受重視的芳香木材。沉香來源稀少，因此價格高昂，沉香的香氣來自樹木遭真菌感染後累積形成的樹脂。

為什麼是聆聽，而不是嗅聞香氣？源自有趣的典故；承襲日本的佛教文化，佛陀所在之處無不散發馨香，包括佛陀之言也香氣瀰漫。在日文及漢語中，馨香的香與焚香的香為同義字，因此佛陀之言就如同焚燒的香，應被細細聆聽。日本香道的創始者為室町幕府第八代征夷大將軍足利義政（Ashikaga Yoshimasa），他也是藝術贊助家，此外，還包括他的近臣志野宗信（Shino Soshin）與負責皇室用香的學者三條西實隆（Sanjonishi Sanetaka，也是《源氏物語》的作者）。這三人為不同品種的沉香，以及皇室內所有的香氣材料進行分類，建立起統一的品香規矩和禮俗，通常和文學主題有關連。到了室町時代末期，香道已成為發展健全的一門藝術，在支持者不減反增的情況下，內行的香氣鑑賞家開始傳授香學，香道專家也開始成立香道學校進行教學。香道的傳授和所有日本傳統技藝一樣，無論是教學內容、香道精神或香藝哲學，都嚴謹保密不外傳，只透過口傳的方式傳承給表現出色的弟子。不過，支持者眾多也意味著，香道一方面成為一種喪失了香道之魂的娛樂遊戲，當西方文化傳入，香道也就逐漸沒落。香道的復興運動出現在 1960 年代，一直持續到今日，在發源地日本和美國及歐洲，都有支持者傳承著那傳統的技藝（Morita 1992）。

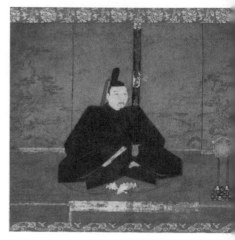

▲日本香道的創始者為室町幕府第八代征夷大將軍足利義政（Ashikaga Yoshimasa）©wiki

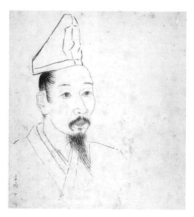

▲三條西實隆（Sanjonishi Sanetaka，也是《源氏物語》的作者）©wiki

▼ 香道儀式 ▼

我們可以從日本香道中借鑒許多欣賞芳香植物精華的方式。首先，我們可以根據香道的結構來「聆聽」它們的香氣；此外，由於這是一種社交活動，因此所有進展都是可以被測量記錄，而香氣品賞的經驗也可以和同好一起分享。香道是一個讓我們得以和他人共同成長學習的絕佳機會。

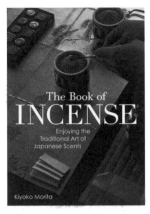

▲《日本傳統香藝之書》
The Book of Incense: Enjoying the Traditional Art of Japanese Scents ©amazon

環境空間

Morita在1992年出版的《日本傳統香藝之書》（*The Book of Incense: Enjoying the Traditional Art of* Japanese Scents）中，解釋了香道儀式的基本進行方式。首先，空間必須大到足以容納十人左右，包括一位主持人、一位記錄員，以及八名參加者。

座位順序

參加者席地坐在蒲團墊上，依據禮俗決定座位順序。根據傳統志野流（承襲自志野宗信的流派，相對於宮廷色彩濃厚的三條流，又被稱為武士流）的規定，紀錄員必須坐在主持人的右手邊，而參加者從主持人起沿順時針方向入座。主持人左手邊的位置，是留給特別嘉賓或年長參加者的特殊席位。

入場儀式

參加者入座完畢後，主持人與記錄員便會各自帶著燃香與記錄登記所需的工具入場。主持人會先和參加者歡迎致意，然後正式地解釋接下來的儀式規則，一切均按照古老傳統和嚴謹的香道規矩進行。不過，主持人與記錄員也都會參與其中，但必須同時確保燃香的順序不被打亂。記錄員，如你所想，就是負責記錄所有參加者的成果和答案。每一次活動結束後，記錄員會將所有參加者的答案遞出供眾人傳閱，於是這些答案可以在放鬆的情境下被討論切磋。

❦ 事前工作 ❦

　　當我們用日本香道的方式探索芳香植物精華時，我不會建議一定要遵循日本香道嚴格的禮俗和規矩，不過，在活動中指定一個「儀式主持人」，以及一個負責記錄和分擔文書工作的記錄員會是很合理的做法。無論如何進行，我都強烈建議所有活動方式應該事先構思過，要有一定的次序和方法，並且在活動開始前向所有參加者說明清楚。儀式主持人最好由經驗老到的成員擔任，不過只要是對香氣材料有一定程度的認識和掌握度，就足以擔任這個角色；再加上本書說明的香氣練習就更沒問題。參加者至少需要懂得一定程度的香氣語言，除了有經驗的成員之外，參雜一些新手也完全沒有問題。參加者不一定要湊滿八人——兩人、四人或六人也都能很好地進行。

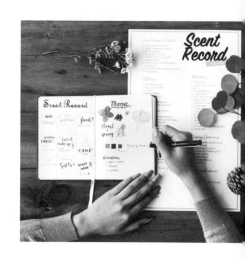

❦ 「玩」香氣 ❦

　　Morita（1992）也在書中提到，「真正的香道精神……事實上是一個品賞、玩轉香氣的派對。」在日本，藝術活動通常會用「遊び」這個字來形容，也就是「玩」。Morita 在書中討論這個字和香道的關連，並提到，其中一個用玩來形容的原因，是為了「彌補一種未能實現的盼望」。她在書中引用荷蘭歷史學家約翰·赫伊津哈（Johan Huizinga，1995）說過的一句話：

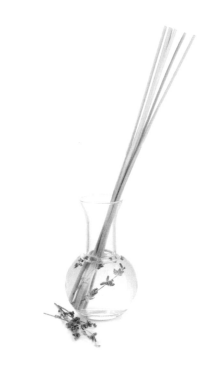

玩就像是在我們身上施了一種魔法：它既使人「陶醉」，又令人「著迷」，為我們找回「一種韻律與和諧」。（Morita 1992，p.103）

　　於是我們可以說，因為這些美妙的香氣對我們的心靈也能帶來同樣的影響，因此「玩」可以說是概括了這所有優點的完美說法。

🌱 香道活動——組香 🌱

　　除了「聆聽」單一香氣之外，還有許多傳統香道活動是我們可以嘗試的。例如組香（くみこう）就是一種含括兩種以上香氣的遊戲，組香也有自己的建議進行方式。你可以自由地根據參加成員的性質來詮釋和調整組香遊戲的主題與建議——成員可以單純是香氣的愛好者，或是由芳療師或調香師組成的工作坊。

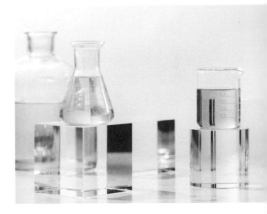

🌱 活動善後 🌱

　　每一次品賞結束後，記錄員應負責將所有答案紙蒐集起來，然後以表格方式製成電子檔案。這個檔案可以在聚會結束後寄送給所有參加者，作為一份有用的經驗和進展記錄。每一位參加者手上都應該有一個能放置用過的試香紙的小密封袋或信封，或者，每一次品香結束後可以統一回收試香紙，將試香紙放在密封的袋子裡，或是拿到空間之外的地方。這麼一來，試香紙的氣味才不會干擾接下來的活動。

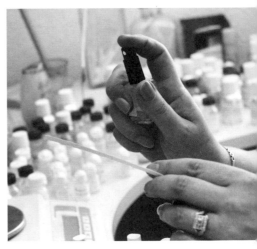

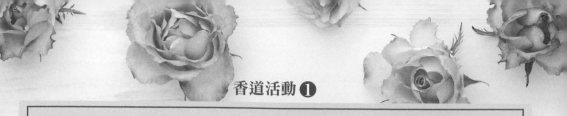

聆聽香氣—描述香氣、指認香氣
Listening Scent —— Description and Identification

活動開始

　　活動開始前,主持人應負責決定當次活動要聆聽的香氣材料。根據當天的其他活動規劃,品賞的香氣大約介在三到五種之間。每一位參加者都應該拿到自己專屬的不同香氣的試香紙,以 1 號到 5 號來標註試香紙。根據香氣的次序,將試香紙傳遞給參加者,一次只傳下一種香氣。

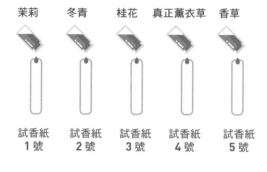

茉莉	冬青	桂花	真正薰衣草	香草
試香紙 1 號	試香紙 2 號	試香紙 3 號	試香紙 4 號	試香紙 5 號

記錄員

　　記錄員要為每位參加者準備一張記錄表,其中應包括參加者姓名、香氣試樣編號、香氣描述和香氣指認等欄位。

記 錄 表
姓名:

香氣編號	描述香氣	指認香氣
1		
2	前調特徵、中調特徵	香氣家族、香氣類型
3		
4		
5		

參加者

　　接著,參加者將在一段安靜的時間裡,靜靜品香,並寫下自己察覺到的香氣印象,包括:香氣家族、香氣類型、前調特徵、中調特徵等。接著,再傳下 2 號試樣,依此類推。當所有香氣都被品賞完畢,參加者可以再用幾分鐘的時間重新嗅聞所有試樣,確認是否還有要補充的地方,以及是否能辨識出香氣為何。

活動結尾

　　活動最後,香氣名稱與氣味描述的答案終於揭曉,參加者可以自由交換討論彼此的香氣印象,在那之後記錄員負責蒐集所有的答案。

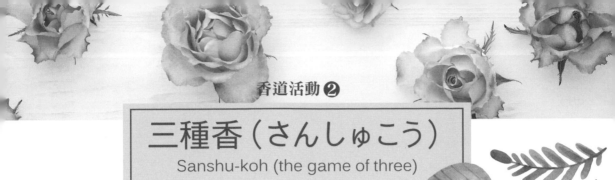

三種香（さんしゅこう）
Sanshu-koh (the game of three)

基本上，這就是同中取異的三角試驗，也就是能看出嗅覺敏銳度和香氣辨別程度的測驗。在進行三種香試驗時，由主持人負責決定試驗的香氣，而香氣的選擇也將決定當次活動的難易度。

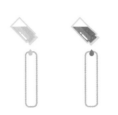

東印度檀香　太平洋檀香　太平洋檀香
試香紙　　　試香紙　　　試香紙
　1 號　　　　2 號　　　　3 號

選擇兩種相似香氣

包括：來自不同產地的天竺葵（例如法國留尼旺島與中國）；兩種同屬植物的不同品種（例如東印度檀香〔*Santalum album*〕和太平洋檀香〔*S. austrocaledonicum*〕）；或者是同樣帶有玫瑰木質香氣的聖檀木與花梨木精油。

觀察與作答

為每兩位參加者準備一組編號為 1 號、2 號與 3 號的試香紙，每一位參加者手上都應該有一張記錄表，讓他們寫下自己的姓名和觀察到的答案。三張試香紙中，其中兩張沾取的是同一種香氣，第三張是第二種不同香氣。每兩位參賽者能獲得一組試香紙，兩人可以輪流嗅聞。

注意事項

參加者要回答的問題是：「三張試香紙當中，哪一張的香氣與其他兩張不同──是 1 號、2 號或 3 號呢？」參加者不應交談討論，只是把自己心中的答案寫在紙上。每個人都完成後，就可以揭曉答案，相互討論，最後由記錄員蒐集每個人的記錄表。

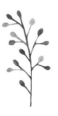

香道活動 ❸

指認香氣
Naming Accords

香道活動 ❹

建立橋梁
Building Bridges

活動有兩種功能

(辨別)　　(指認)

首先，參加者
可以運用自己
的能力辨識出
香氣家族。

接著可以測試
他們指認個別
香氣的能力。

　　活動前，主持人應事先準備好一種以上的香氣和弦，每一種香氣和弦由一種或兩種香氣家族成員組成——例如**木質／松杉、木質／香料、香料／花香**等。參加者將拿到沾取這些香氣和弦的試香紙，進行試驗與分析。參加者應試著辨別並記下其中的香氣家族、根據自己的感受描述香氣的特徵，並試著指認其中使用的芳香材料（這有可能非常困難，視使用的材料數量而定！）活動最後揭曉答案，參加者可以自由討論。

　　主持人事先選定三到五種香氣材料，告知所有參加者，並且為每位參加者提供相應的試香紙。這個活動的目的，是要參加者選出一種額外的香氣，為現有的香氣材料搭起嗅覺上的橋梁。參加者應有一段安靜的時間專心評估手上的香氣試樣，並思考可能的答案。所有人將自己的答案寫在紙上，並交給記錄員統整。接下來，所有人可以自由交換意見，被提及的香氣可以滴在試香紙上供大家和現有香氣材料一同試聞、比較。**這個活動對於拓展自己對香氣特徵的看法特別有幫助**，因為參加者將會聽到每個人對於同一種香氣的不同感受；雖然每個人嗅聞的香氣都是一樣的，但我們總會各自傾向用某種詮釋角度來解讀，甚至一直認為就是這樣。然而，當他人提出其中的某種特定香調或香氣，或者以生動的方式描述或舉出比喻時，我們通常也能很快「明白」。

香氣聯想與靈感啟發
Scent Association and Inspiration

香氣詞藻

香氣有巨大的喚起能力。它們能觸發某段特別的記憶、觸動某種先前曾經經歷過的感覺與感受，或是在我們內心激起一種新的感受。此外，香氣還能和許多東西產生關連——**圖像、形狀、顏色、音調、聲音、字句、名稱、音符、音樂、質地**等。接下來這個活動將讓我們盡情探索這些「跨感官」的香氣連結，幫助我們用語言描述被香氣激起的感官反應。

準備工作

首先，主持人選擇三種香氣材料。準備好相應的試香紙，一一傳給參加者。接著，主持人可以針對每一種香氣選擇一個提問。

提出問題

例如：
- 如果這個香氣是一種樂器，或是一首曲子，那會是什麼呢？
- 如果這個香氣是一個季節，會是哪一個季節呢？
- 這個香氣讓你想起什麼樣的天氣？
- 這個香氣讓你想起哪一種大自然的情景？

寫下靈感

每一位參加者都應記下自己的答案，並統一被收集起來，在活動結束後一起討論。接著，每一位參加者可以自己選擇其中一種香氣，以它為對象寫下一小段文字，內容可以是任何被這香氣激發的靈感。這可能是一小段描述性的小論文，或者是一首詩、一段靜心的指引、一段個人省思，或是列出所想到的詞語……要寫什麼都可以！有時候，可能某個人對某種香氣就是沒有感覺，那也沒關係；再試試其他香氣，找到「有感覺」的就行了。

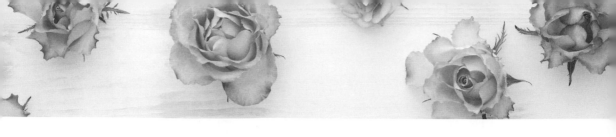

香氣聯想

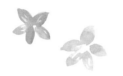

舉例來說，松杉類的香氣可能令人想起「秋天森林中的細雨」，而這個主題可以被更細緻的描繪出來——看見什麼、聽見什麼、感覺到什麼。熱帶花朵的香氣可能瞬間讓嗅聞者去到「平靜、蔥鬱的熱帶島嶼」，同樣地，也可以把這樣的景象和經驗，用敘述文的方式寫出來。或者，香氣可能令人想起某種感覺或感受；例如，柔軟、細緻的香脂氣味可能讓人想起「被溫暖的毛毯裹住」的感覺，而某些草本香氣則可能讓人想起「太陽曬著皮膚」的感受。

有時候，香氣能把我們帶到曾經帶給我們某些感受的地點，有些香氣可能與特定的記憶有關，我們可以再一次去經驗並將這樣的感受描寫出來。而有時候，也有可能出現看似和那香氣不怎麼相關的抽象感覺。

活動的最後，大家可以一起討論答案，如果願意的話，也可以分享自己寫下的文字。通常參加者都會樂意這麼做，除非內容涉及隱私。

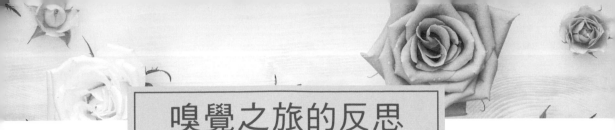

嗅覺之旅的反思
Reflections on the Olfactory Journey

經歷過程

人們總說，過程比結果重要，就香氣的嗅覺之旅來說，確實是這樣沒錯。事實上，這世界上的氣味多到探索不完，無論是來自大自然的香氣、芳香植物精華的香氣，或是正不斷被人們創造出來的香氛作品。

付出努力

香氣可以成為我們的一部分，成為我們生活的方式，以及我們連結到這個世界的方式。下面這段調香師埃德蒙·魯德尼茲卡曾說過的話，特別適合此刻的我們思索咀嚼：

> 我們越是沉浸於香氣的世界，就越終將成為香氣的俘虜。香氣就活在我們之內，它將成為我們的一部分，成為一種新的身體機能。（Roudnitska 1991，引用自 Aftel 2008, p.44）

基本上，魯德尼茲卡的意思是，為探索香氣而付出的努力，其回報就是香氣將成為我們生活中的一部分；我們的生活經驗將因此更豐富精彩，香氣也將成為我們自我發展及自我成長的一分子。當然，這段話也可能指的是香氣記憶的發展。

香氣歷史

氣味是恆久不變的──當我們聞到芳香植物的香氣，那氣味也是我們祖輩曾經聞到過的。因此，我們知道香氣能連接現在與過去。嗅覺之旅或許能啟發我們去了解精彩的香氣歷史，例如：祖先們是如何經驗這些香氣，又如何從中獲得靈感、深受影響；或者我們能探索調香的世界；或者還有慶賀香氣的豐富文獻能供我們徜徉。

當我們親自體驗那幾百年來令人們沉溺的無數獨特氣味，當我們聆聽香氣並發展出能夠言說表達的香氣語言，我們內在的嗅覺版圖將會變得無比豐富，我們也將因此創造出只屬於自己的、難忘的內在寶藏。

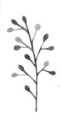

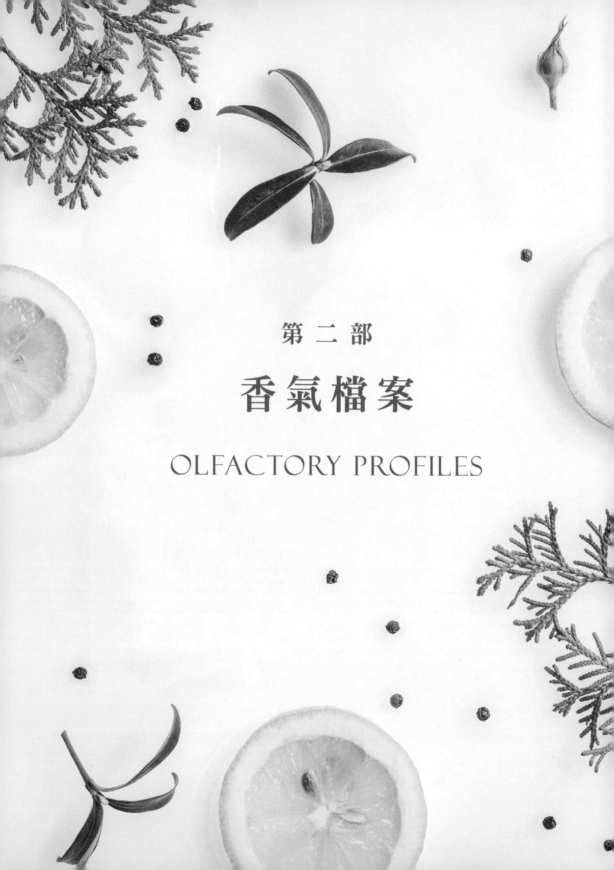

第 二 部

香氣檔案

OLFACTORY PROFILES

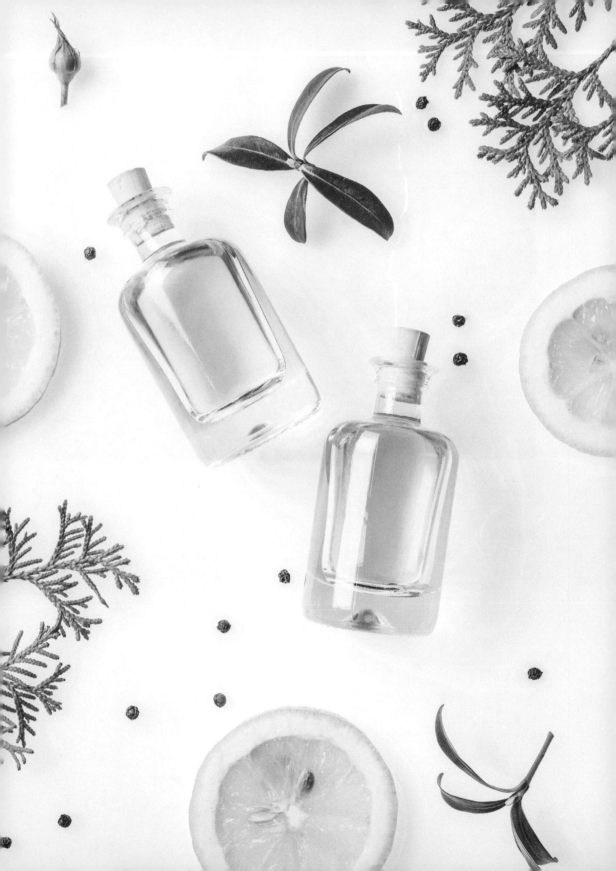

01 香脂家族

勞丹脂
Labdanum（樹脂溶液／原精）

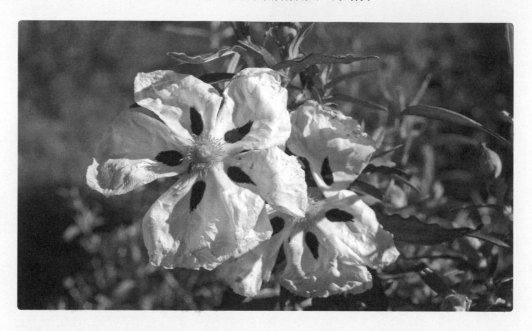

植物來源 來自 *Cistus ladaniferus*（即岩玫瑰）
的油樹脂（樹膠），以溶劑萃取原精。

香氣檔案
- 香氣類型：香脂、龍涎香（令人聯想到龍涎香的
   氣味——複雜、飽滿、發霉、麝香、
   土壤與琥珀味）。
- 香氣特徵：飽滿、甜香、柔軟。
- 次香調與細微差異：木本、草本。

聞香筆記
- 沒有任何一個單一成分是構成這個氣味的主要元
   素。
- 其中成分包括苯乙酮（acetopheneone）及其
   衍生物，包括酚類、內酯與酸類成分；二氫龍涎
   醇（dihydroambrinol，強烈的木質－琥珀氣

你的聞香筆記……

味）、α- 龍涎醇（α-ambrinol，濃郁的琥珀、木質與潮濕土壤的氣味）、補身酮(drimenone，強烈的菸草與琥珀氣味)，以及其他多種帶來柔軟、溫暖、木質及琥珀香調的成分，有時也有帶動物氣味或樹脂香氣的不同變化。

- 香氣持久度驚人。
- 在香水業中是重要且相當受到重視的定香劑。
- 經常作為後調（低音），也是經典柑苔香（chypre）常用的後調之一，通常與橡樹苔、檀香和麝香共同配伍。
- 也用來為食物和飲料（酒精及非酒精性飲料）增添香氣。

 香氣比較

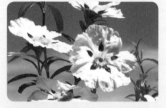

岩玫瑰（Cistus）（精油）

植物來源 萃取自 *C. ladaniferus* 的全株植物。

香氣檔案 有龍涎香及草本香氣，濃重、強烈，無甜的粉香，飽滿且溫暖，並帶有一絲木質及香脂氣息。

紅沒藥
Opopanax（樹脂溶液）

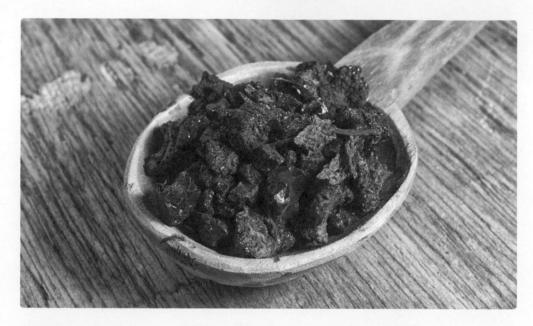

植物來源 來自 *Commiphora erythraea* 的油樹膠與樹脂。

香氣檔案

- 香氣類型：香脂、香料。
- 香氣特徵：清新、溫暖、甜香。
- 次香調與細微差異：花香、樹脂、木本、像乳香般。

聞香筆記

- 不是典型的香脂氣味。
- 很可能就是古代使用的「沒藥」（myrrh）。
- 成分包括順式-α-紅沒藥烯（*cis*-α-bisabolene，甜香、香脂、香料氣息）、α-檀香烯（α-santalene，溫和的木質香氣），以及β-丁香油烴（β-caryophyllene，清淡、香料、像丁香般、木質香）。

你的聞香筆記……

70

- 經常用在後調，尤其用在東方氣息的香氛當中。
- 有另一個英文別名叫做 opoponax。

 香氣比較

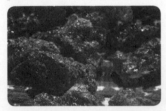

沒藥（Myrrh）（精油）

植物來源　萃取自 *C. myrrha* 及其他同屬植物的油樹脂。

香氣檔案　香料、曖昧的香脂氣息，但有鮮明的一絲藥味。

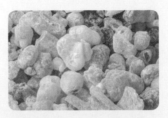

乳香（Olibanum）（精油）

植物來源　萃取自乳香屬植物的油膠樹脂，但主要來自 *Boswellia carterii*

香氣檔案　萜烯味、檸檬、木質、香料、曖昧的香脂氣息。

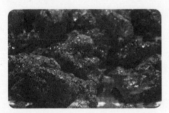

沒藥（Myrrh）（樹脂溶液）

植物來源　萃取自 *C. myrrha* 及其他同屬植物的油樹脂。

香氣檔案　香料、曖昧的香脂氣息、清淡、清新、溫暖，比起沒藥精油，藥味較不明顯。

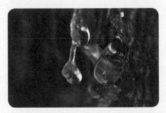

乳香（Olibanum）（樹脂溶液）

植物來源　萃取自乳香屬植物的油膠樹脂，但主要來自 *Boswellia carterii*。

香氣檔案　樹脂、綠香、檸檬、清新、曖昧的香脂氣息。

妥魯香脂
Tolu Balsam（樹脂溶液／蒸餾油）

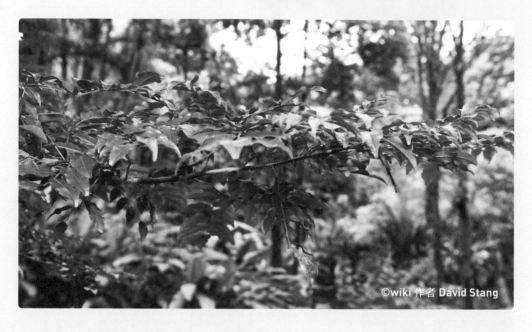

©wiki 作者 David Stang

植物來源　來自 *Myroxylon toluiferum* 的樹脂。

香氣檔案
- 香氣類型：香脂、肉桂酸（溫暖、濃重的香脂氣息，帶有如草莓般的水果香氣）。
- 香氣特徵：溫暖、甜香、飽滿。
- 次香調與細微差異：香草、像風信子、香料、肉桂。

聞香筆記
- 香氣來自芳香酸（包括安息香酸與肉桂酸）、肉桂醇（cinnamic alcohol，甜香、香脂、花香、像風信子、像玫瑰），以及屬於芳香酯的苯甲酸苄酯（benzyl benzoate，微弱、甜香、香脂）和肉桂酸苄酯（benzyl cinnamate，溫和、甜

你的聞香筆記……

香、香脂），以及芳香醛類的香草醛（vanillin，4-hydroxy-3-methoxybenzaldehyde）強烈的甜香，是典型的香草氣味。

- 經常作為後調香氣，而且是好用的定香劑。
- 能帶來溫暖、堅實的感受。

 香氣比較

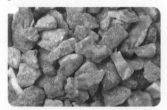

安息香（Benzoin）（樹脂溶液）

<u>植物來源</u> 蘇門達臘安息香是 *Styrax benzoin*。

<u>香氣檔案</u> 香脂、甜香、柔軟、溫暖。

暹羅安息香 帶有一絲巧克力氣息，是更受香水界青睞的調香材料。配方中若劑量控制不當，可能削弱或蓋過其他香氣。安息香有可能造成皮膚刺激。

蘇門達臘安息香 帶有幽微的粉香；安息香中的香草醛可以達到 5% 之多。

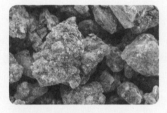

蘇合香（Styrax）

<u>植物來源</u> 萃取自 *Liquidambar orientalis* 或 *L. styraciflua* 的樹膠，樹膠本身會刺激皮膚。

<u>香氣檔案</u> 香脂、甜香的氣味，帶有一絲肉桂酸和萘（naphthalene，如樟腦丸）的氣息。

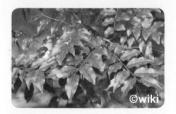
©wiki

祕魯香脂（Peru balsam）

<u>植物來源</u> 萃取自 *Myroxylon pereirae*，其香脂會刺激皮膚。

<u>香氣檔案</u> 香脂、甜香、飽滿、柔軟，帶有一絲香草、肉桂和安息香酸的氣味（辛辣、花香、果香、像黑醋栗）

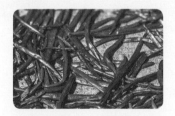

香草（Vanilla）（原精）

<u>植物來源</u> 萃取自 *Vanilla planifolia* 浸製過的豆莢。

<u>香氣檔案</u> 香草、香脂、甜香、飽滿、溫暖，帶有木質與菸草的氣息。

香草
Vanilla（原精）

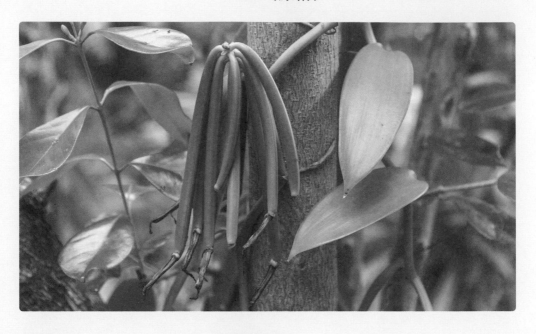

植物來源 來自 *Vanilla planifolia* 浸製過的豆莢。

香氣檔案

- 香氣類型：香草、香脂。
- 香氣特徵：甜香、飽滿、溫暖。
- 次香調與細微差異：木質、像菸草。

聞香筆記

- 香草的氣味是來自一種叫做香草醛（vanillin，4-hydroxy-3-methoxybenzaldehyde）的芳香醛成分。香草醛通常以結晶的形式出現在浸製過的香草豆莢表面，香草原精中的香草醛濃度大約在 2% 左右。香草醛本身有濃烈的香草甜香，天然萃取的香草醛和化學合成的香草醛都是香水業經常使用的調香材料。

你的聞香筆記……

- 經常作為調香中的後調，並且是很好的定香劑。
- 經常用來為菸草添香。
- 能為香氣增加甜香，帶來柔軟、圓潤的特質。

 香氣比較

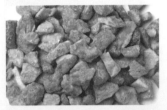

安息香（Benzoin）（樹脂溶液）

植物來源 暹羅安息香的植物來源是 *Styrax tonkinensis*。

香氣檔案 香脂、甜香、柔軟、溫暖。

暹羅安息香 帶有一絲巧克力氣息，是更受香水界青睞的調香材料。配方中若劑量控制不當，可能削弱或蓋過其他香氣。安息香有可能造成皮膚刺激。

蘇門達臘安息香 帶有幽微的粉香；安息香中的香草醛可以達到 5% 之多。

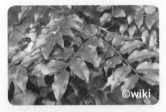

©wiki

祕魯香脂（Peru balsam）

植物來源 萃取自 *Myroxylon pereirae*，未蒸餾的天然香脂會刺激皮膚。

香氣檔案 香脂、甜香、飽滿、柔軟，帶有一絲香草、肉桂和安息香酸的氣味（辛辣、花香、果香、像黑醋栗）

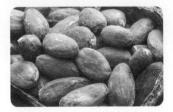

可可（Cacao）（原精）

植物來源 萃取自 *Theobroma cacao* 的種子。

香氣檔案 香脂、飽滿、溫暖，帶有巧克力的氣息，但沒有香草氣味。

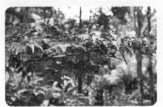

©wiki 作者
David Stang

妥魯香脂（Tolu balsam）

植物來源 萃取自 *Myroxylon toluiferum* 的樹脂。

香氣檔案 香脂、甜香，帶有一絲肉桂酸和香草的氣味。

聖檀木
Guaiacwood（精油）

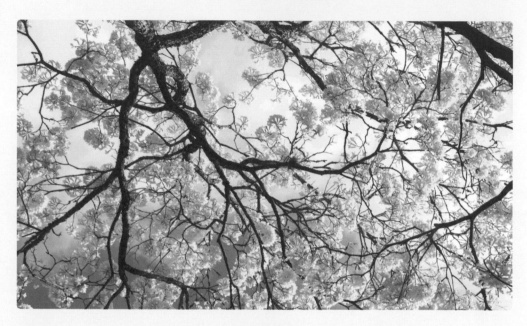

植物來源 來自 *Bulnesia sarmientoi* 的木質部位，或稱玉檀木。

香氣檔案
- 香氣類型：木質。
- 香氣特徵：柔軟、甜香、乾淨。
- 次香調與細微差異：茶香玫瑰、香脂。

聞香筆記
- 也叫做金香木（champaca wood），木質部位有癒創木脂（guaiac resin），會將切口處染成藍綠色。
- 精油是結晶化的固體，在 45℃時融化。
- 成分包括癒創木醇（guaiol）和癒創木烯（guaiene）（煙燻、強烈、藥香），乙酸癒創木酯（guiaylacetate）（木質、香脂、像岩蘭草），

你的聞香筆記……

以及癒創木乙酸酯（guaiacwood acetate）（柔軟、甜香、溫暖、玫瑰、木質）。

- 調香時可作為中或後調使用，並且有定香劑的特質。
- 有些聖檀木可能帶有煙燻的氣息。
- 癒創木乙酸酯是從精油衍生出來的單一成分，甜香、細緻，有木質與玫瑰的香氣，經常用在玫瑰和紫羅蘭香調中。

 香氣比較

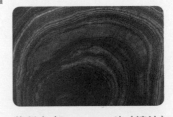

花梨木（Rosewood）（精油）

植物來源 來自 *Aniba rosaeodora*。

香氣檔案 木質、花香（玫瑰）；留意前調中幽微的樟腦氣味；清新且帶有一絲香料氣息。

東印度檀香
East Indian Sandalwood（精油）

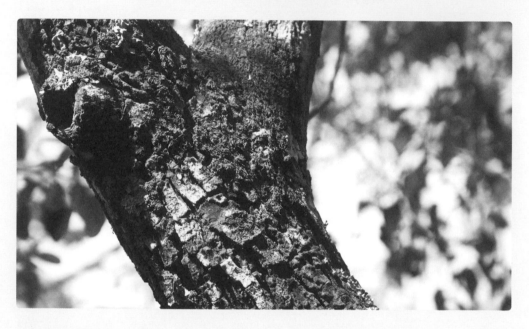

植物來源 來自 *Santalum album* 的芯材與根，
又稱為印度白檀。

香氣檔案
- 香氣類型：木質。
- 香氣特徵：柔軟、甜香。
- 次香調與細微差異：香脂、脂肪、動物、奶香、
  麝香、尿味。

聞香筆記
- 沒有前調。
- 是非常持久的後調，並且是很好的定香劑。
- 有些人可能會感覺聞到一股尿味。
- 主要成分為 α- 與 β- 檀香醇（santalol）：α-
  檀香醇有像雪松一般的木質香氣；而溫暖的木

你的聞香筆記……

質調、奶香、麝香、尿味和動物的氣味，主要
來自 β- 檀香醇，以其中的微量元素 2-α- 反
式 - 香 柑 油 醇（2-α-*trans*-bergamotol，一
種倍半萜醇）。持久的氣味主要是 β- 檀香烯
（santalene）的功勞。

- 有少數人無法聞到檀香的氣味。
- 經常用來為菸草添香。
- 能為香氣增加甜香，帶來柔軟、圓潤的特質。

 香氣比較

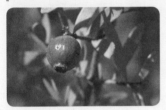

澳洲檀香（精油）

植物來源　來自 *S. spicatum*。

香氣檔案　柔軟、木質、氣味非常持久、香脂、
甜香，前調是無甜味的香料、樹脂氣味。

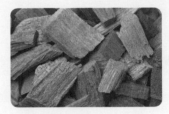

太平洋檀香（精油）

植物來源　來自 *S. austrocaledonicum*。

香氣檔案　木質、像檀香，有一絲琥珀的氣味，
比起澳洲檀香，樹脂味較不明顯。

維吉尼亞雪松
Virginian Cedarwood（精油）

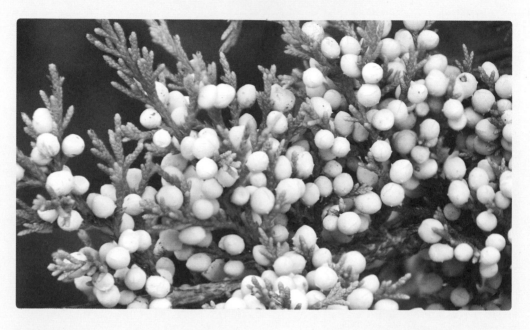

植物來源　來自 *Juniperus virginiana* 的木質部位。

香氣檔案
- 香氣類型：木質。
- 香氣特徵：溫和、無甜味、清淡、清新。
- 次香調與細微差異：木質／油脂、樹脂、香脂、
  土壤。

聞香筆記
- 維吉尼亞雪松又稱為「東方紅雪松」（eastern
  red cedar），但事實上它是一種杜松，屬於柏
  科。
- 聞香時留意「像鉛筆削下的木屑」的氣味。
- 主要成分是 α- 雪松醇（cedrol）（木質、像雪
  松的氣味）；α- 與 β- 雪松烯（cedrene）（雪

你的聞香筆記……

松木的氣味，一絲樟腦氣息）；羅漢柏烯
（thujopsene）（如雪松）；β-丁香油烴
（caryophyllene）（清淡、香料、像丁香、
木質）；以及 γ-桉葉醇（eudesmol）（香
甜的木質氣味）。

- 經常作為木質香調的參照香氣。
- 常被用作前調，為整體香氣帶來木質氣息。
- 有定香劑的作用。
- 能為香氣增加甜香，帶來柔軟、圓潤的特
  質。

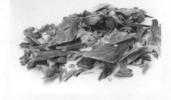

喜馬拉亞雪松（Himalayan cedarwood）

植物來源 來自 *C. deodara*。

香氣檔案 木質，帶有甜香、樹枝和尿味氣息；
此外，未精餾的精油有「髒髒的」、粗糙的
天然香氣，精餾過後的精油氣味較宜人，因
此較受歡迎。

 香氣比較

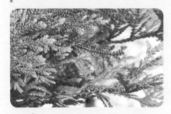

羅漢柏（Hibawood）（精油）

植物來源 來自 *Thujopsis dolabrata*。

香氣檔案 木質、強烈、辛辣。

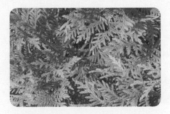

中國雪松（Chinese cedar）

植物來源 來自 *Cupressus funebris*。

香氣檔案 甜香、木質調，帶有一絲鉛筆削下
的木屑氣息，來自柏科。

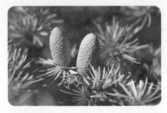

大西洋雪松（Atlas cedarwood）（精油）

植物來源 來自 *Cedrus atlantica*。

香氣檔案 木質、微微的油脂氣息、溫暖、帶
有一絲樟腦氣味。

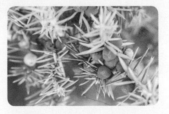

杜松漿果（Juniperberry）（精油）

植物來源 萃取自 *Juniperus communis* 的
漿果。因萜烯的氣味而被歸在藥香家族中。

香氣檔案 萜烯、松杉（像松樹）、樹脂、木質、
香脂、清新。

藏茴香
Caraway Seed（精油）（通常經過精餾）

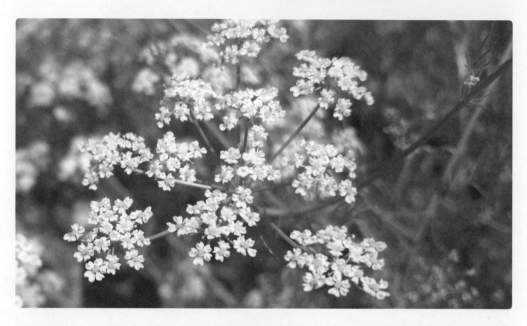

植物來源 來自 *Carum carvi* 乾燥的種籽。

你的聞香筆記……

香氣檔案

- 香氣類型：香料。
- 香氣特徵：非常強烈、溫暖、甜香。
- 次香調與細微差異：雜草般的氣味（用於前調時）。

聞香筆記

- 藏茴香精油通常會經過精餾調整成分。
- 精油香氣與乾燥壓碎後的種籽氣味非常相近。
- 主要成分是構成藏茴香主要香氣的右旋香芹酮（D-carvone），而其鏡像分子左旋香芹酮（L-carvone）則貢獻了薄荷般的氣息（可參考 P.105 胡椒薄荷〔歐薄荷〕與綠薄荷比較的段

落）。

- 氣味非常強烈，需要酌量使用。

- 在香水調製上，通常用來和茉莉或金合歡原精（*Acacia farnesiana*）互補，另外也出現在菸草或馥奇香調（fougère）中。

- 用於殺蟲劑中，以「掩飾」氣味，也用來為漱口水調味。

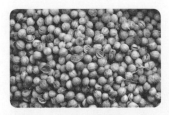

芫荽籽（Coriander seed）（精油）

植物來源　萃取自 *Coriandrum sativum* 完全成熟的乾燥種籽。

香氣檔案　清新、甜香、香料、木質，帶有一絲花香與柑橘氣息。

 香氣比較

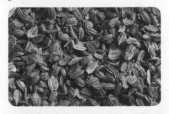

胡蘿蔔籽（Carrot seed）（精油）

植物來源　萃取自 *Daucus carota* 乾燥的種籽。

香氣檔案　香料、木質、土壤、清新、甜香。

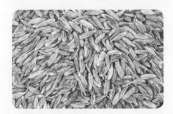

小茴香（Cumin seed）（精油）

植物來源　萃取自 *Cuminum cyminum* 的乾燥種籽。

香氣檔案　獨特的氣味、香料、土壤、溫暖、強烈，有一種「沒洗澡的臭汗味」。

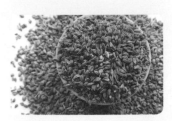

芹菜籽（Celery seed）（精油）

植物來源　萃取自 *Apium graveolens* 壓碎的種籽。

香氣檔案　香料、瀰漫、飽滿、溫暖。

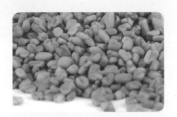

葫蘆芭籽（Fenugreek）（精油）

植物來源　萃取自 *Trigonella foenumgraecum* 的種籽。

香氣檔案　強烈、木質、香料、溫暖、飽滿，初聞有咖哩味，接著有像核桃般的氣味；新鮮壓碎的種籽有芹菜般的氣味。

胡蘿蔔籽
Carrot Seed（精油）

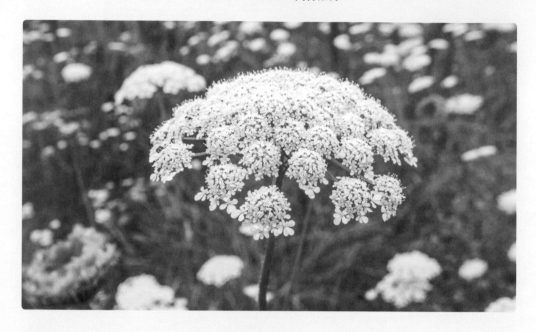

植物來源　來自 *Daucus carota* 乾燥的種籽。

香氣檔案

- 香氣類型：香料。
- 香氣特徵：清新、甜香、持久。
- 次香調與細微差異：土壤、根、木質。

聞香筆記

- 香氣很強，而且持久，所以需要酌量使用。
- 主要成分是屬於倍半萜醇類的胡蘿蔔烯醇
  （carotol）與胡蘿蔔醇（daucol），此外也有 α-
  與 β- 松烯（pinene）（清新、像松的氣味），牻
  牛兒醇（玫瑰般的氣味）、乙酸牻牛兒酯（甜香、
  玫瑰、果香）、左旋檸檬烯（很淡的柑橘氣味）、
  丁香油烴（caryophyllene）（木質與香料的氣息，

你的聞香筆記……

像丁香的氣味），以及其他成分。

- 在香水調製上，胡蘿蔔籽通常被用在「自然香調」、馥奇與柑苔調的前調。

- 將胡蘿蔔籽和雪松加在一起，可以模仿出鳶尾草根的氣味（凝香體）。這是一種取自香根鳶尾（*Iris pallida*）、德國鳶尾（*I. germanica*）和佛羅倫斯鳶尾（*I. florentina*）等鳶尾屬植物根莖的珍貴香氣材料，為了使香氣更加濃郁，根莖必須先經過清洗、去皮，並以特殊條件保存三年，才可萃取使用。

 香氣比較

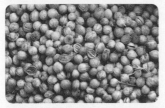

芫荽籽（Coriander seed）（精油）

植物來源　萃取自 *Coriandrum sativum* 完全成熟的乾燥種籽。

香氣檔案　清新、甜香、香料、胡椒與木質，帶有一絲花香與柑橘氣息。

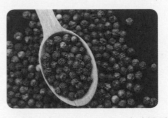

黑胡椒（Black pepper）（精油）

植物來源　萃取自 *Piper nigrum* 幾乎成熟，並壓碎過的乾燥種籽。

香氣檔案　清新、無甜味、香料、木質。雖然氣味清新，但黑胡椒的香氣並不甜，留意這不帶甜味的氣味和其他香料家族成員的氣味有何不同。前述的芫荽籽和佛手柑（見柑橘家族）都帶有胡椒香調。

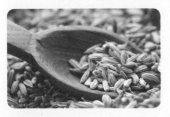

甜茴香（Sweet fennel）（精油）

植物來源　萃取自 *Foeniculum vulgare* var. *dulce* 乾燥的種籽。

香氣檔案　清新、香料、茴香、土壤。

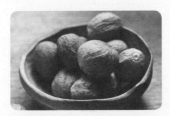

肉荳蔻（Nutmeg）（精油）

植物來源　萃取自 *Myristica fragrans* 的種籽。

香氣檔案　清新、香料、溫暖，有一絲松樹的氣味。

丁香花苞
Clove Bud（精油）

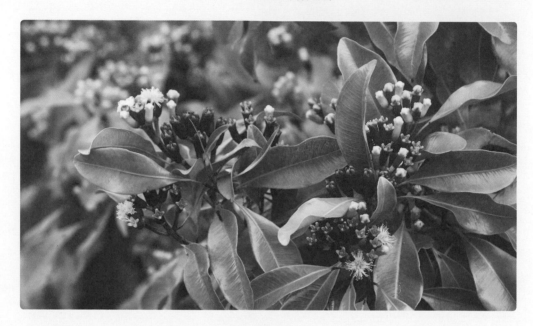

植物來源 來自 *Syzygium aromaticum* 乾燥且未綻放的花苞。

香氣檔案

- 香氣類型：香料。
- 香氣特徵：飽滿、溫暖、甜香。
- 次香調與細微差異：果香、木質。

聞香筆記

- 一聞到丁香花苞精油，就會想起它的植物來源——作為香料的丁香。不過仍然可以比較精油與壓碎的乾丁香花苞氣味有何不同。
- 調製香水時，通常只會使用非常少的量。然而，丁香花苞能帶來香料般的溫暖氣息，尤其經常用在玫瑰與康乃馨香調中。

你的聞香筆記……

- 精油的主要成分是丁香酚，它的氣味溫暖，有香料和像丁香般的氣味；丁香酚也是合成香草醛（vanillin，見香脂家族的相關介紹）的材料之一。

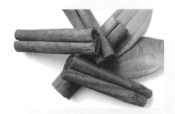

肉桂（Cinnamon bark）（精油）

植物來源 萃取自 *Cinnamomum verum* 乾燥的樹皮內層。

香氣檔案 濃郁、甜香、溫暖、果香與香料香氣，帶一絲粉香、花香和丁香般的氣味；在香水業中，取自樹皮的肉桂精油比肉桂葉的氣味更受青睞。

香氣比較

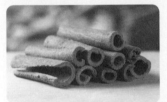

中國肉桂（Cassia）（精油）（經過精餾）

植物來源 萃取自 *Cinnamomum cassia* 的樹皮內層。

香氣檔案 甜香、溫暖、香料，帶有一絲肉桂氣息。

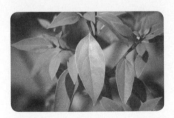

錫蘭肉桂（Cinnamon leaf）（精油）

植物來源 萃取自 *Cinnamomum verum* 乾燥的葉片。

香氣檔案 刺激、辛辣、溫暖的香料香氣，是典型的肉桂氣味，但也令人聯想到丁香，有一絲香甜的水果氣息。

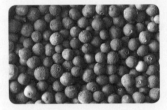

多香果（Pimento）（精油）

植物來源 萃取自 *Pimento dioica* 乾燥且未成熟的漿果。

香氣檔案 清新、甜香、溫暖、香料，帶有一絲如茶般的氣味（可參見草本家族的快樂鼠尾草），也有一點丁香與肉荳蔻的氣息。

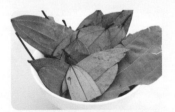

西印度月桂（West Indian bay）（精油）

植物來源 萃取自 *Pimenta racemosa* 的葉片。

香氣檔案 清新、香料、甜香，主要氣味來自丁香酚——留意丁香酚如何讓西印度月桂聞起來有像丁香的感覺。

肉荳蔻
Nutmeg（精油）

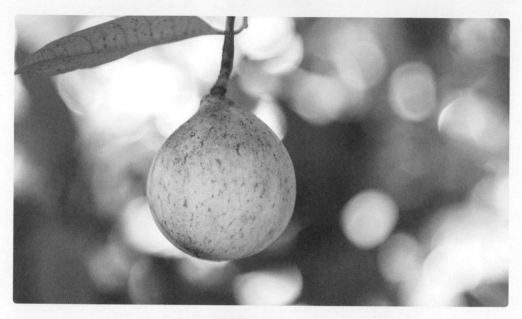

植物來源 來自 *Myristica fragrans* 果實的核仁。

香氣檔案

- 香氣類型：香料。
- 香氣特徵：清新、溫暖。
- 次香調與細微差異：甜香，像松樹、醚的氣味。

聞香筆記

- 可以比較肉荳蔻精油與磨碎的肉荳蔻香料氣味有何不同。
- 肉荳蔻精油主要成分包括單萜烯類的樟烯與 α- 與 β- 松烯（帶有清新、像松一般具穿透性的氣味），另外還有單萜醇類成分（例如像丁香花般的 α- 萜品醇、樟腦與木質氣味的龍腦、玫瑰般的牻牛兒醇，以及溫和、柔軟，又像

花香又有木質香氣的沉香醇）；以及氣味像丁香般的酚類，包括以兩種形式呈現的丁香酚與異丁香酚。除此之外，它還帶有苯酚醚類的肉荳蔻醚（myristicin，或稱methoxysafrole），這是肉荳蔻最主要的香氣來源，是香甜、溫暖的香料味。

- 某些繖形科植物也帶有肉荳蔻醚的成分。
- 在香水業中，產自印度與斯里蘭卡的「東印度」肉荳蔻精油，比來自格瑞那達（Grenada，位於中美洲西印度群島）的「西印度」肉荳蔻精油更受歡迎。
- 肉荳蔻也被用來為菸草調味。

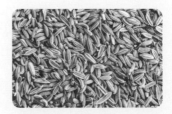

甜茴香（Sweet fennel）（精油）

植物來源　萃取自 *Foeniculum vulgare* var. *dulce* 乾燥的種籽。

香氣檔案　清新、甜香、茴香、土壤；其中含有一種叫做反式洋茴香腦的醚類成分，找找看這股帶著醚類的香氣。

 香氣比較

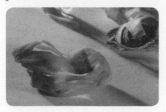

肉荳蔻皮（Mace）（精油）

植物來源　萃取自包覆著肉荳蔻仁的紅色「假種皮」。

香氣檔案　和肉荳蔻的氣味很相近，但前調中松樹般的氣息較不明顯。

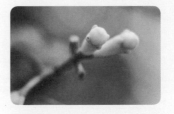

丁香花苞（Clove bud）（精油）

植物來源　萃取自 *Syzygium aromaticum* 尚未綻放的花苞。

香氣檔案　飽滿、溫暖、香料，帶有一絲果香和木質香氣。

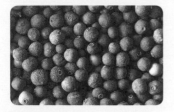

多香果（Pimento）（精油）

植物來源　萃取自 *Pimento dioica* 乾燥且未成熟的漿果。

香氣檔案　清新、甜香、溫暖、香料，帶有一絲丁香與肉荳蔻的氣息。

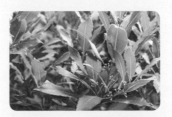

月桂（Bay laurel）（精油）

植物來源　萃取自 *Laurusnobilis* 的葉片。香水業更偏好使用月桂葉原精。（請參考 P.96）。

香氣檔案　清新、溫暖、香料、甜香，有點丁香味，帶有一絲樟腦的氣息。

歐洲赤松（蘇格蘭赤松）
Scots Pine（精油）

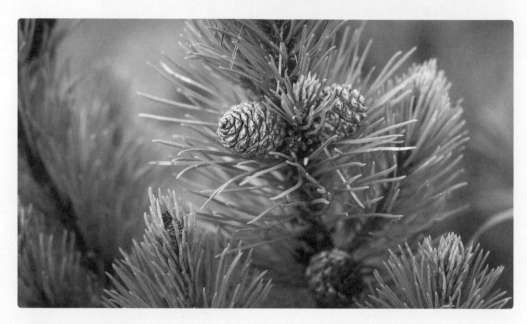

植物來源 　來自 *Pinus sylvestris* 的葉片（針葉）、
細枝與毬果。

香氣檔案

• 香氣類型：松杉，松樹。

• 香氣特徵：清新、刺激、強烈。

• 次香調與細微差異：木質、樹脂、香脂、萜烯、
松節油（turpentine）。

聞香筆記

• 是松杉家族中松樹次家族的代表香氣。

• 又名挪威松。

• 主要成分為單萜烯類，包括大量的 α- 與 β- 松
烯（pinene）（樹脂、木質）和 δ-3- 蒈烯（carene）
（甜香、刺激、檸檬味）；此外還有左旋檸檬烯（微
弱的薄荷味）、月桂烯（甜香、香脂）、羅勒烯（清

你的聞香筆記……

淡、草本），以及其他的單萜烯成分。此外，還有屬於酯類的乙酸龍腦酯（樟腦、松樹氣味），以及 1,8- 桉油醇（像尤加利的氣味）。

- 由於松樹精油和松烯經常被用在居家消毒產品當中，因此它們的氣味很容易讓人聯想到清潔用品。
- 嗅聞松樹精油能舒緩支氣管和鼻竇的阻塞。

 香氣比較

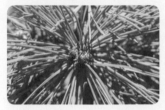

矮松（Dwarf pine）（精油）

植物來源　萃取自 *Pinus mugo* var. *pumilio* 和 *P. montana* 的嫩枝與針葉。

香氣檔案　甜香、木質、香脂氣息，比其他松樹精油氣味更持久，有時被形容是一種「獨特」的氣味，在香水業很受歡迎，但芳香療法中較少使用，因為容易刺激皮膚和引起過敏。矮松精油的特殊氣息來自脂肪族醛與芳香醛等成分。

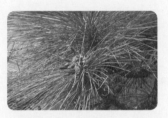

長葉松（Longleaf pine）（精油）

植物來源　萃取自 *Pinus palustris* 的針葉與嫩枝；長葉松也是松節油的材料來源，蒸餾長葉松樹幹分泌的油樹脂便能得到松節油。

香氣檔案　清新、松杉、松樹、萜烯、像松節油和清潔產品的氣味。

西伯利亞冷杉
Siberian Fir（精油）

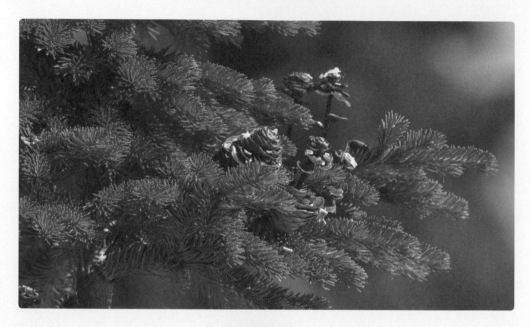

植物來源 來自 *Abies sibirica* 的嫩枝與針葉。

香氣檔案
- 香氣類型：松杉、松樹。
- 香氣特徵：清新、甜香。
- 次香調與細微差異：香脂、果香（柑橘）。

聞香筆記
- 是松樹次家族的代表香氣。
- 一般來説，冷杉類精油都有著清新、典型的松杉香氣，有時帶點檸檬氣息，通常不會有松樹和杜松的樹脂後味。典型的成分包括 α- 與 β- 松烯（pinene）（樹脂、木質）、月桂烯（甜香、香脂）、δ-3- 蒈烯（carene）（甜香、刺激、檸檬味）、乙酸龍腦酯（樟腦、松樹氣味）、右旋檸檬烯（微

你的聞香筆記……

弱的檸檬味）和左旋檸檬烯（松節油、薄荷味），以及水茴香萜（清新、檸檬、木質）。

- 調製香水時，多半作為前調。
- 松科底下還有許多植物屬的精油，有時也被作為「冷杉」精油的材料，包括落葉松屬的落葉松（larch）、雲杉屬的雲杉（spruce）和鐵杉屬的鐵杉（hemlock）。

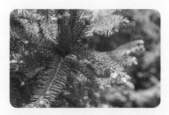

歐洲冷杉（Silver fir）（精油）

植物來源　萃取自 *A. alba* 的針葉和嫩枝，有時也來自毬果。

香氣檔案　甜香、濃郁的香脂氣味。

 香氣比較

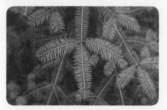

膠冷杉（Balsam fir）（精油與原精）

植物來源　又稱為加拿大香脂木，萃取自 *Abies balsamea*。

香氣檔案　膠冷杉原精有濃郁的松杉、森林香氣，並有一絲香甜的果香。膠冷杉樹也會分泌一種叫做加拿大香脂的油樹脂，這是一種極佳的定香劑，可以透過蒸餾萃取出精油，帶有香甜的香脂與松樹氣息。

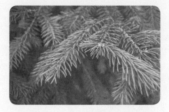

雲杉（Spruce）（精油）

植物來源　在某些國家比較不容易找到，不過常見的雲杉精油包括黑雲杉（*Picea mariana*）、白雲杉（*P. alba*）、挪威雲杉（*P. abies*）、加拿大白雲杉（*P. canadensis*）和冰島紅雲杉（*P. rubens*）。

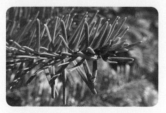

巨杉（Grand fir）（精油）

植物來源　來自 *A. grandis*。

香氣檔案　找找其中一絲香橙氣息。

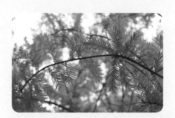

北海道冷杉（Sakhalin fir）（精油）

植物來源　來自 *A. sachalinensis*。

香氣檔案　也帶有典型的冷杉氣味。

快樂鼠尾草
Clary Sage（精油）

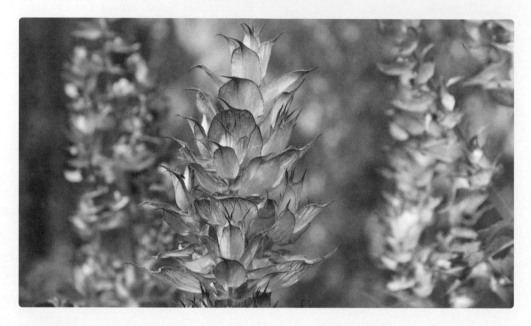

植物來源 來自 *Salvia sclarea* 開花的植株頂端和葉片。

香氣檔案
- 香氣類型：草本。
- 香氣特徵：甜香、清淡、溫暖。
- 次香調與細微差異：像菸草、像茶、乾草、木質／雪松、香脂。

聞香筆記
- 非常特別的氣味。
- 主要成分和薰衣草類似，包括：沉香醇（溫和、花香、木質）和乙酸沉香酯（甜香、花香、果香、像佛手柑）；不過快樂鼠尾草的成分相當複雜，有超過 250 種不同化學分子，其中還包括一種罕見的雙萜醇——快樂鼠尾草醇（sclareol）。

你的聞香筆記……

- 快樂鼠尾草醇的氣味非常細緻，是類似龍涎香的香氣。
- 快樂鼠尾草精油與原精是食品工業和香氛產業經常使用的原料。

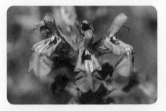

西班牙鼠尾草（Spanish Sage）（精油）

植物來源　來自 *S. lavandulaefolia*。

香氣檔案　清新、草本氣味，帶有樟腦、像尤加利、像松樹的氣息，又稱薰衣鼠尾草。

　香氣比較

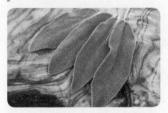

鼠尾草（Sage）（精油）

植物來源　來自 *S. offcinalis*，有時也叫做達爾馬提亞鼠尾草（Dalmatian sage）。

香氣檔案　通常被認為是草本家族香氣的代表，鼠尾草精油的氣味溫暖，有草本和樟腦的香氣——有時還有一絲尿味。鼠尾草精油的成分各自不一，但主要來自具有神經毒性的酮類，包括 α- 與 β- 側柏酮（thujone）和樟腦（癲癇患者應避免使用）。

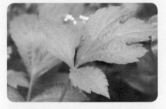

白葉蒿（Artemisia）（精油）

植物來源　萃取自 *Artemisia herba-alba* 的全株植物。

香氣檔案　甜香、清新、草本，帶有一絲溫暖、樟腦、木質的氣息。白葉蒿又有許多不同化學類型，主要成分包括 α- 與 β- 側柏酮、樟腦和 1,8- 桉油醇。在香水業，這樣的艾蒿氣味有一個特有的名稱，叫做「armoise」。白葉蒿原精的氣味也值得進一步探索。

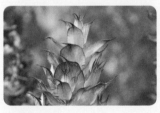

快樂鼠尾草（Clary sage）（原精）

植物來源　萃取自 *Salvia sclarea* 的花朵和葉。

香氣檔案　甜香、清淡、溫暖、細緻的草本氣息，香氣持久，帶有一絲木質和龍涎香的氣味。白葉蒿原精的氣味也值得進一步探索。

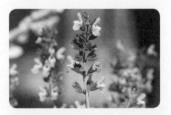

東地中海鼠尾草（East Mediterranean）（精油）

植物來源　來自 *S. libanotica*。

香氣檔案　草本香氣，帶有樟腦和像尤加利樹的味道，又稱黎巴嫩鼠尾草。

月桂葉
Laurel Leaf（原精）

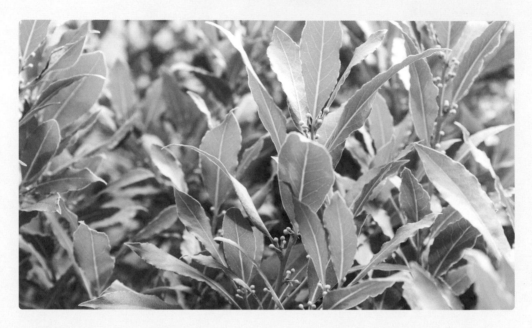

植物來源 來自 *Laurus nobilis* 的葉片。

香氣檔案

- 香氣類型：草本。
- 香氣特徵：清新、溫暖、芬芳。
- 次香調與細微差異：綠香、香料。

聞香筆記

- 月桂有另一英文俗名，叫做 bay laurel。
- 月桂精油比原精更為人所知，不過有人認為月桂精油有可能造成接觸性過敏反應，包括使皮膚發紅，或出現嚴重的發炎現象。月桂精油的主要成分是 1,8- 桉油醇（像尤加利），加上其他單萜烯衍生物，以及微量具有毒性的醚類成分甲基醚丁香酚（methyl eugenol，甜香、草本、茴香）。
- 月桂葉原精更受香水業歡迎，雖然它的用途相對

你的聞香筆記⋯⋯

較少。
- 在香水業，月桂葉原精被用在清新的馥奇香調和香料味凸顯的東方香調中。

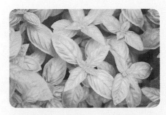

熱帶羅勒（Basil）（精油）

<u>植物來源</u> 萃取自 *Ocimum basilicum* 的葉片。

<u>香氣檔案</u> 清新的草本氣味，注意尋找其中一絲甜香、茴香的氣息，那是來自苯酚醚成分甲基醚蔞葉酚（methylchavicol，也叫龍艾腦〔estragole〕）。

 香氣比較

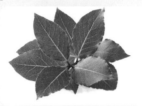

月桂（Bay laurel）（精油）

<u>植物來源</u> 萃取自 *Laurus nobilis* 的葉片。

<u>香氣檔案</u> 很接近實際月桂葉的氣味，帶有一絲清新、甜香、草本、香料、像丁香一樣的氣味，不過也有原精所沒有的樟腦和桉樹香調。

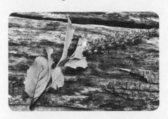

神聖羅勒（Holy basil）（突西羅勒）（精油）

<u>植物來源</u> 來自 *Ocimum sanctum*。

<u>香氣檔案</u> 芬芳、甜香、草本，帶有一絲像丁香的氣息，有部分是來自其中的丁香酚和甲基醚蔞葉酚，根據品種的不同，氣味也會有所不同。某些品種帶有黑醋栗花苞標誌性的香調。

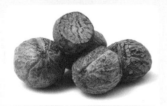

肉荳蔻（Nutmeg）（精油）

<u>植物來源</u> 萃取自 *Myristica fragrans* 的種籽。

<u>香氣檔案</u> 清新、香料、溫暖，有一絲松樹的氣味。注意尋找其中的苯酚醚成分──肉荳蔻醚（myristicin）的氣味。

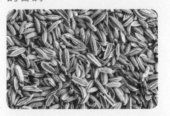

甜茴香（Sweet fennel）（精油）

<u>植物來源</u> 萃取自 *Foeniculum vulgare* var. *dulce* 乾燥的種籽。

<u>香氣檔案</u> 清新、甜香、茴香、土壤；其中含有一種叫做反式洋茴香腦的醚類成分，找找看這股帶著醚類的香氣。

真正薰衣草
True Lavender（精油）

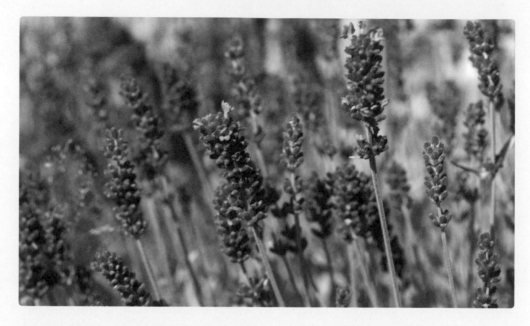

植物來源 來自 *Lavandula angustifolia*（*L. offcinalis* 或 *L. vera*），此外還有 *delphinensis* 和 *fragrans* 等亞種。取自開花的植株頂端。

香氣檔案
- 香氣類型：草本、薰衣草。
- 香氣特徵：甜香、清新、清淡。
- 次香調與細微差異：花香、果香、木質。

聞香筆記
- 典型的法國真正薰衣草精油經常標註為「40/42」，這是指其中沉香醇與乙酸沉香脂的比例分別為 40% 與 42%。
- 真正薰衣草精油的主要成分有兩種，其一是單萜醇類的左旋沉香醇（溫和、甜香、清淡、花香、

你的聞香筆記……

木質，帶柑橘氣息），以及酯類的乙酸沉香酯（清新、清淡、草本、像佛手柑的氣味）；除此之外還有許多其他成分。

- 英國產的真正薰衣草精油評價很高，它的酯類成分相對較低，而 1,8- 桉油醇的比例高一些（這是一種帶有尤加利氣味的氧化物）。
- 在香水業和芳香療法中都有廣泛的運用。

香氣比較

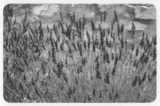

醒目薰衣草（Lavandin）（精油）

植物來源　萃取自 *Lavandula × intermedia*，是真正薰衣草與穗花薰衣草的雜交種。

香氣檔案　如同薰衣草，但更有穿透力、更清新，但果香味沒有真正薰衣草明顯，而樟腦味沒有穗花薰衣草突出。

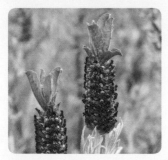

頭狀薰衣草（French lavender）（精油）

植物來源　來自 *L. stoechas*，也被稱為法國薰衣草。

香氣檔案　比起真正薰衣草，樟腦氣味更明顯。

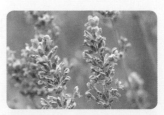

穗花薰衣草（Spike lavender）（精油）

植物來源　萃取自 *L. latifolia*，也叫做 *L. spica*，其下有一名為 *fragrans* 的亞種。

香氣檔案　像薰衣草的氣味，且很有穿透力，不過帶樟腦氣息，並且沒有真正薰衣草柔軟的果香氣味。成分上比真正薰衣草含有更多的 1,8- 桉油醇。

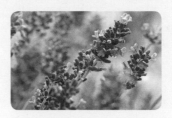

高地法國真正薰衣草（High-altitude French lavender）（50/52）

植物來源　來自 *L. angustifolia*。

香氣檔案　注意尋找其中一絲獨特的、像「梨子糖」（pear drop）一般的果香。

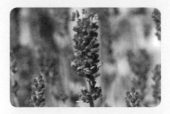

真正薰衣草（Lavender）（原精）

植物來源　來自 *L. angustifolia*。

香氣檔案　很接近植物本身的氣味，只不過更加濃郁，有香甜的草本味，帶有一絲綠香、花香和乾草般的氣息。

白色百里香
White Thyme（精餾過的精油）

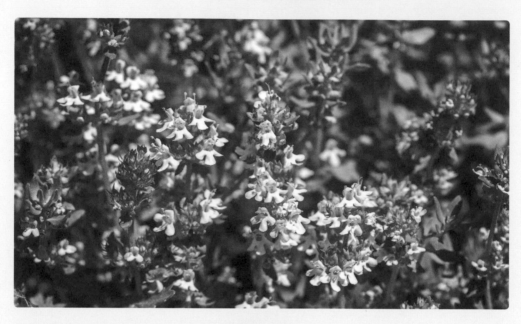

植物來源　來自常見百里香 *Thymus vulgaris* 開花的頂端和葉片。

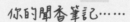

香氣檔案

- 香氣類型：草本、藥香（百里酚的氣味）。
- 香氣特徵：鮮明、溫暖、穿透力強。
- 次香調與細微差異：木質、香料、像菸草。

聞香筆記

- 頭道蒸餾的百里香精油是紅色霧狀的液體，又叫做「紅色百里香」精油，接著，在過濾和再蒸餾之後，能得到「白色百里香」精油；白色百里香的前調氣味更加香甜。
- 主要成分是屬於酚類的百里酚（強烈的藥香與草本香氣），此外還有香荊芥酚（carvacrol，像焦

你的聞香筆記……

油的氣味），以及對傘花烴（paracymene，清新、柑橘、草本）、α-萜品烯（檸檬味）、樟烯（溫和、油脂、樟腦）等萜烯類，以及其他成分如沉香醇（溫和、木質、花香）和牻牛兒醇（甜香、玫瑰、花香）。

- 百里香有許多不同的栽培種，因此精油也有不同的化學類型（來自同一種植物但化學組成不同的精油），包括：百里酚百里香、香荊芥酚百里香、沉香醇百里香和牻牛兒醇百里香等。精油的名稱來自其中最主要的成分。

- 百里香的香氣可以猜想到，百里香精油有很好的抗微生物效果，不過百里酚百里香和香荊芥酚百里香也會對皮膚造成刺激。

 香氣比較

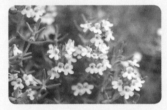

沉香醇百里香（精油）（*T. vulagaris* CT linalool）

香氣檔案　草本香氣，較柔軟、帶甜香和木質香的百里香氣味。

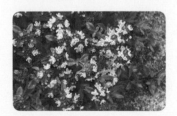

牻牛兒醇百里香（精油）（*T. vulagaris* CT geraniol）

香氣檔案　草本香氣，較為香甜的百里香氣味，帶一絲玫瑰氣息。

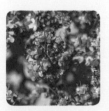 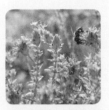

野地百里香（*T. serpyllum*）　頭狀百里香（或稱西班牙野馬鬱蘭，*T. capitatus*）

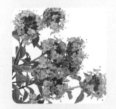 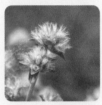

龍腦百里香（*T. saturoides*）　熏陸香百里香（或稱馬斯提其那百里香，*T. mastichina*）（精油）

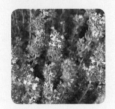

西班牙百里香（*T. zygis*）

香氣檔案　這些精油都有百里香標誌性的氣味，但香氣細節稍有不同。

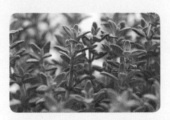

百里香（原精）（*T. vulgaris*）

香氣檔案　甜香、清淡、溫暖、細緻的草本香氣，氣味持久，帶有一絲木質和龍涎香的氣味。

藍膠尤加利
Eucalyptus Blue Gum（精油）

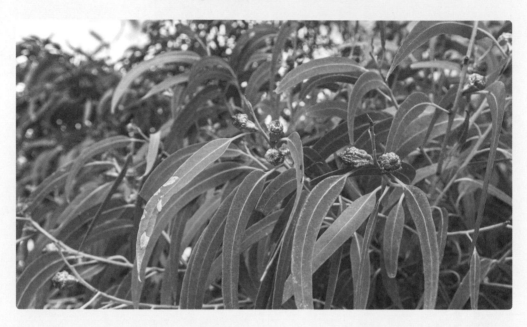

植物來源 來自 *Eucalyptus globulus* var. *globulus* 的葉片與嫩枝。

香氣檔案
- 香氣類型：藥香、桉樹。
- 香氣特徵：強烈、清新、穿透力強。
- 次香調與細微差異：樟腦、綠香。

聞香筆記
- 根據主要成分的不同，尤加利精油又可分成三種：藥用尤加利、工業用尤加利與香水用尤加利（不含桉油醇）。「藥用」尤加利在英文中又有「eucapharma」這個別稱，成分中含有大量的 1,8- 桉油醇，這是一種祛痰功能出色的氧化物成分，也可以增進大腦血流。大部分的尤加利精油都經過精餾調整成分。

你的聞香筆記……

- 尤加利精油中的 1,8- 桉油醇又叫做桉油醇，這個成分的特殊氣味構成了一個獨特的香調——「桉樹調」，也就是「像尤加利的氣味」。其他主要成分還有 α- 松烯（像松樹、樹脂氣味），以及右旋檸檬烯（微弱的柑橘氣味）。

 香氣比較

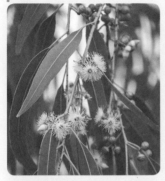

多苞葉尤加利（Blue-leaved mallee）（精油）

植物來源 來自 *E. polybractea*。

香氣檔案 甜香、清新的桉樹味，帶有一絲樟腦氣息。其中成分還包括對傘花烴（清新、像柑橘，帶一絲草本氣息）、萜品烯-4-醇（溫和的胡椒味）、α- 和 β- 松烯（像松樹的氣味）、右旋檸檬烯（微弱的柑橘／檸檬氣味）和檜烯（溫暖、木質、香料、草本氣味）。

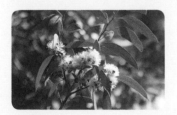

綠尤加利（Green mallee）（精油）

植物來源 來自 *E. viridis*。

香氣檔案 甜香、清新、桉樹調；和藍膠尤加利的氣味非常相似。

史密斯尤加利（Smith's-gum）（精油）

植物來源 來自 *E. smithii*。

香氣檔案 清新的桉樹調，含有大量的水茴香萜（phellandrene，清新、柔和的柑橘氣味、木質，稍帶一點香料味）。

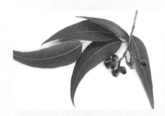

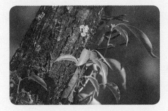

本樟（樟樹 White camphor）（精油）

植物來源 萃取自樟樹（*Cinnamomum camphora*）的木質部，英文稱為白樟（white camphor）的精油是蒸餾後經過第一道分餾的精油，主要成分是 1,8- 桉油醇。

香氣檔案 乾淨、氣味稍縱即逝，是典型的樟腦氣味，這樣的香氣在許多精油中都有出現，包括富含樟樹腦的尤加利精油。

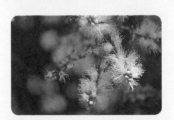

白千層（Cajuput）（精油）

植物來源 來自白千層樹 *Melaleuca cajuputi*。

香氣檔案 濃郁、甜香的樟腦香調，主要成分也是 1,8- 桉油醇，因此帶有像尤加利的氣味。

胡椒薄荷（歐薄荷）
Peppermint（精油）

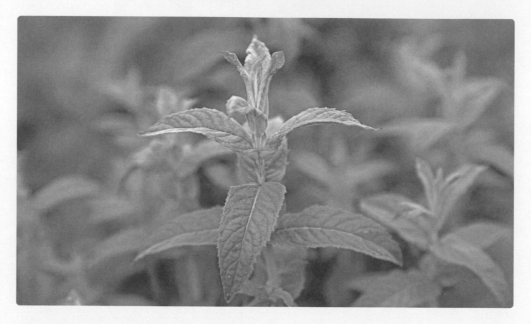

植物來源 來自 *Mentha × piperita* 的葉片與細枝；胡椒薄荷（歐薄荷）是綠薄荷（*M. spicatum*）與水薄荷（*M. aquatica*）的雜交種。

香氣檔案
- 香氣類型：藥香、薄荷。
- 香氣特徵：濃郁、清新、穿透力強。
- 次香調與細微差異：綠香、草本。

聞香筆記
- 主要成分為左旋薄荷腦（清新、辛辣、清涼、薄荷），再加上左旋薄荷酮（清新、提神的薄荷味，帶有一絲木質氣息）；此外還有乙酸薄荷酯（溫和、甜香、草本薄荷氣息）和異戊酸甲酯（menthyl iso valerate，甜香、草本、薄荷，帶一點根部氣息）。

你的聞香筆記……

- 能為香氣注入「清涼感」，相對之下，樟腦香調則是帶來「溫熱感」；能刺激三叉神經。

 香氣比較

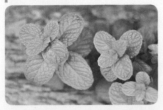

綠薄荷（Spearmint）（精油）

植物來源 萃取自 *M. spicatum*，有時也寫作 *M. viridis*。

香氣檔案 同樣有「清涼」的特質，溫暖的甜香，有薄荷與綠香，帶有一絲草本氣息。主要成分是左旋香芹酮（薄荷味），可以與藏茴香精油比較（請參考 P82），藏茴香精油當中含有的是右旋香芹酮，兩者為鏡像異構物，右旋香芹酮是藏茴香的氣味。

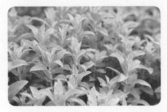

胡薄荷（Pennyroyal）（精油）

植物來源 來自 *M. pulegium*。

香氣檔案 強烈、辛辣的薄荷味，帶有一絲草本氣息（香氣來其中的主要成分：胡薄荷酮〔pulegone〕、異胡薄荷酮與胡椒醇〔piperitol〕）；此外，也有尤加利般的氣味（來自 1,8- 桉油醇）、香料般的百里香氣味（來自香荊芥酚），以及檸檬的氣息（來自檸檬烯，以及醛類中的辛醛〔octanal〕與壬醛〔nonanal〕）。

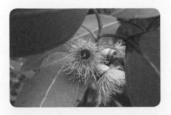

薄荷尤加利（Broad-leaved peppermint）（精油）

植物來源 來自 *Eucalyptus dives*。

香氣檔案 富含胡椒酮（piperitone）的尤加利品種，氣味清新，帶有樟腦和薄荷香氣。胡椒酮是工業用尤加利精油的原料，用來製造薄荷腦和百里酚。

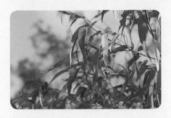

澳洲尤加利（Narrow-leaved peppermint）（精油）

植物來源 來自 *E. radiata*。

香氣檔案 富含水茴香萜的品種，帶有胡椒般的樟腦和薄荷氣味，穿透力強。水茴香萜（清新、柑橘、木質和香料）是用來製作清潔用品和消毒劑的原料（這是另一種工業用的尤加利精油）。

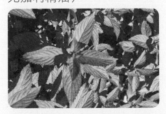

薄荷（Mint）（原精）

植物來源 來自胡椒薄荷（歐薄荷）*M. piperita*。

香氣檔案 清新、柔軟、薄荷、綠香，沒有一點尖銳或刺激的氣味。

冬青（白珠樹）
Wintergreen（精油）

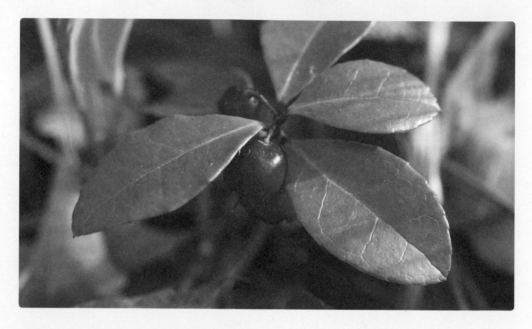

植物來源 　來自 *Gaultheria procumbens* 的葉
　　　　　　　片，先經過溫水浸製再加以萃取。

香氣檔案
- 香氣類型：藥香、冬青。
- 香氣特徵：濃郁、強烈、甜香、穿透力強。
- 次香調與細微差異：木質、果香。

聞香筆記
- 主要成分是一種叫做水楊酸甲酯的酯類，也是冬青獨樹一格的氣味的主要來源。
- 水楊酸甲酯本身就是帶甜香的藥香與果香。
- 水楊酸甲酯會刺激皮膚、引發過敏。
- 冬青精油和水楊酸甲酯是傳統「Olbas 通鼻油」和舒緩疼痛的反刺激止痛劑原料。
- 冬青精油也被用在食品工業，作為個人清潔用品（牙膏）、糕點和非酒精性飲料的調味劑。

你的聞香筆記……

香氣比較

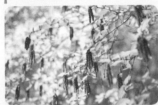

甜樺（Sweet birch）（精油）

植物來源 萃取自 *Betula lenta* 的樹皮，先以溫水浸製方可萃取。

香氣檔案 強烈且帶甜香的藥味，有冬青帶點木質的氣味；和冬青的味道非常相近。

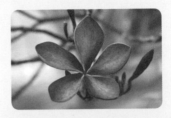

紅花緬梔（Frangipani）（原精）

植物來源 來自 *Plumeria rubra*。

香氣檔案 甜香、茶香玫瑰的氣味，帶有香料、草本的香氣；某些緬梔品種中也有水楊酸甲酯的成分，和其他成分共同呈現出甜香、香料／草本／果香的氣息。

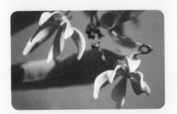

特級依蘭（Ylang ylang）（精油）

植物來源 萃取自 *Cananga odorata* var. *genuina* 的花朵。

香氣檔案 甜香、持久、瀰漫的花香，帶有果香的特徵和一絲奶油氣味。聞香時，注意找找由水楊酸甲酯帶來的一絲藥香。

紫羅蘭葉
Violet Leaf（原精）

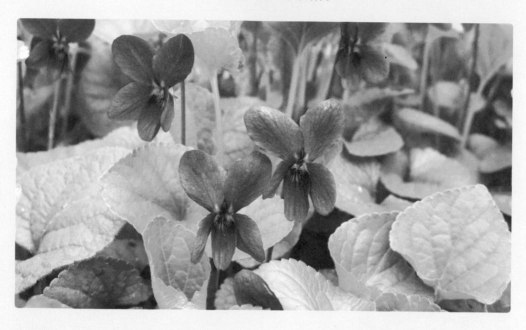

植物來源　來自 *Viola odorata* 的葉片。

香氣檔案

- 香氣類型：綠香。
- 香氣特徵：強烈、瀰漫、鮮明。
- 次香調與細微差異：葉片（壓碎的綠葉）、胡椒、
  花香／紫羅蘭、木質、土壤。

聞香筆記

- 紫羅蘭葉的成分非常多元，不過它獨特的香氣主
  要是來自 2-*trans*-6-*cis*-nonadien-1-ol 這個
  成分。
- 調香時，紫羅蘭葉通常以低劑量使用，它能為整
  體香氣的中調注入一股天然的綠香。
- 經常與玫瑰搭配使用。

你的聞香筆記……

- 最好稀釋後再探索它的香氣——紫羅蘭葉原精的氣味非常強烈，有些人因此認為它並不好聞。
- 也可以把它當成是鄉野家族裡面的綠香次家族。

 香氣比較

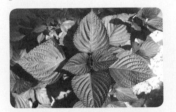

紫蘇（Shiso mint）（精油）

植物來源 紫蘇是一種亞洲的脣形科植物（*Perilla frutescens*、*P. nankin*），在料理界運用廣泛也為人所知，目前逐漸受到香水業的關注。

香氣檔案 清新、綠香、胡椒，帶有一絲蘋果籽、羅勒、小茴香和藏茴香的氣味。

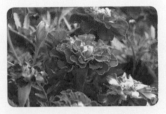

萬壽菊（Tagetes）（精油）

植物來源 萃取自 *Tagetes glandulifera* 的全株植物。

香氣檔案 同樣地，這是另一種綠香調，雖然帶有果香，但更有草本氣息；這是一種溫暖、甜香、果香、像蘋果一樣的綠香、草本香。

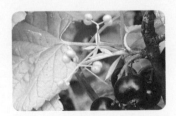

黑醋栗花苞（Blackcurrant bud）（原精）

植物來源 萃取自 *Ribes nigrum* 的花苞。

香氣檔案 呈現出一種非常不一樣的綠香氛圍；強烈、濃郁、瀰漫、綠香、果香、薄荷，並有一股「貓味」（catty）；在香水業中通常用來修飾強勁的綠香調。

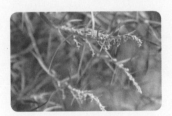

龍艾（Tarragon）（精油）

植物來源 來自 *Artemisia dracunculus*。

香氣檔案 香氣特徵非常獨特，龍艾中的綠香調是出現在一個甜香、茴香、粉香的氣味裡。可以和羅勒與白葉蒿做對比，這樣更能對綠香、茴香與草本、艾蒿香氣之間緊密的關係有進一步的認識。

白松香
Galbanum（精油）

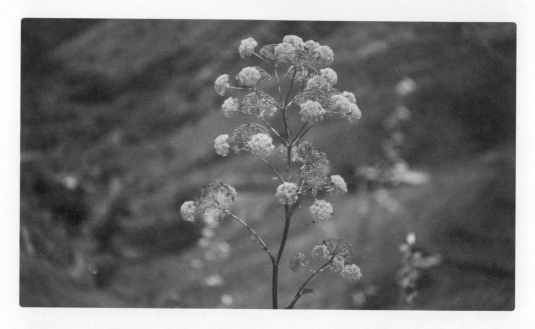

植物來源　來自 *Ferula galbaniflua* 的油樹脂。

香氣檔案
- 香氣類型：綠香。
- 香氣特徵：強烈、清新、鮮明。
- 次香調與細微差異：切碎的青椒、松杉，像松樹、舊木、土壤、發霉。

聞香筆記
- 白松香獨特的氣味主要來自一種含氮的吡嗪成分（pyrazine）——2-methoxy-3-1-butylpyrazine，以及 undecatriene-3-one。不過，它的主要成分是單萜烯類，包括松烯（大部分是 β- 松烯，帶來松樹的香氣）、δ3- 蒈烯

你的聞香筆記……

（甜香、刺激的檸檬味），以及左旋檸檬烯。

- 白松香精油通常以低劑量使用，它能為整體香氣的前調注入一股天然的綠香。
- 經常用在柑苔或馥奇香調，也會用在風信子、水仙和梔子香調中。
- 香水業有時會使用一種去萜烯的白松香油（galbanol），這種白松香沒有濃郁的松樹香調。
- 以 10% 稀釋能帶來最佳的香氣體驗——白松香的氣味非常強烈，有些人因此認為它並不好聞。
- 也可以把它當成是鄉野家族裡面的綠香次家族。

 香氣比較

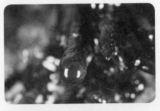

白松香（樹脂溶液）

植物來源 萃取自 *Galbanun resinoid* 的樹脂。

香氣檔案 鮮明、綠香、松杉，但帶有香脂香調，比起精油有更明顯的土壤氣息；通常作為後調或定香劑，用在綠香、花香、柑苔與馥奇香調當中。

乾草
Hay（原精）

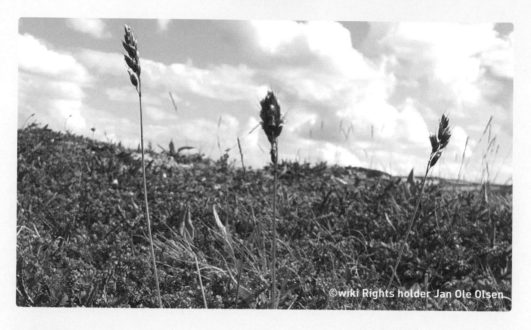

©wiki Rights holder Jan Ole Olsen

植物來源　來自 *Hierochloe alpina* 乾燥的草葉。

香氣檔案
- 香氣類型：鄉野。
- 香氣特徵：飽滿、溫暖、甜香。
- 次香調與細微差異：綠香、像乾草。

聞香筆記
- 乾草的植物來源——高山茅香（*Hierochloe alpina*）又叫做高山甜草，和北美地區儀式慶典中常用的的甜草（*H. odorata*）有親緣關係。
- 香水業偶爾才會使用乾草原精，更多時候是用成本較便宜的合成香豆素（帶有新割的草香）。
- 天然的香豆素出現在零陵香豆和黃香草木樨（melilot，*Melilotus offcinalis*）當中，薰衣

你的聞香筆記……

草和水仙也含有微量。

- 香豆素在馥奇香調（fougère）中扮演格外重要的角色，但也在柑苔調、薰衣草和草本香調中出現。
- 香氣如新割草坪的青草調香水（foin coupé）可以用以下方式調製：用合成的香豆素加上去萜烯的佛手柑與薰衣草，再加上合成的水楊酸甲酯（帶有冬青的氣息）、快樂鼠尾草與橡樹苔（oakmoss）。

 香氣比較

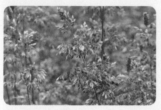

芳香黃花茅（Flouve）（精油）

植物來源　來自氣味香甜的黃花茅（*Anthoxanthum odoratum*）。

香氣檔案　甜香、帶有香草氣味的乾草香氣，像銀合歡，氣味主要來自香豆素和安息香酸。芳香黃花茅的原精有一個特別的稱謂叫做 foin（乾草之意）。

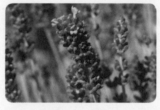

真正薰衣草（Lavender）（原精）

植物來源　來自 *Lavandula angustifolia*。

香氣檔案　很接近植物本身的氣味，只不過更加濃郁，有草本的甜香，並有一絲綠香、花香和乾草般的氣息。

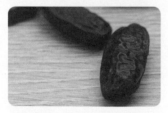

零陵香豆（Tonka bean）（原精）

植物來源　萃取自 *Dipteryx odorata* 的豆子。

香氣檔案　飽滿、甜香、溫暖、細緻，像乾草，又帶有草本、香草和椰子般的氣味；通常作為定香劑使用。

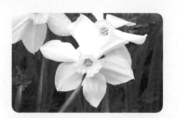

水仙（Narcissus）（原精）

植物來源　來自 *Narcissus poeticus*。

香氣檔案　濃重、甜香、草本、像乾草、土壤、花香，只有在稀釋到極低濃度時才會有像水仙花的氣味。

橡樹苔
Oakmoss（原精）

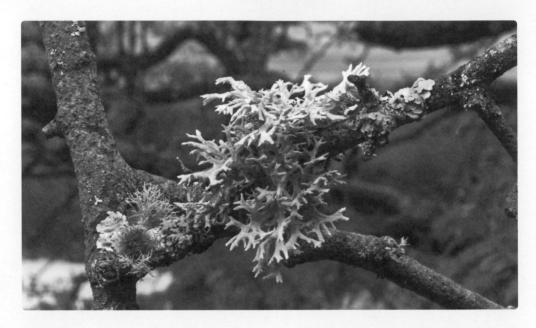

植物來源 來自 *Evernia prunastri* 的地衣。

香氣檔案
- 香氣類型：鄉野、苔蘚。
- 香氣特徵：圓潤、飽滿、溫暖、甜香。
- 次香調與細微差異：土壤、木質、樹脂、像蜂蜜、
  像乾草。

聞香筆記
- 用橡樹苔調製香水的歷史已有千年以上，橡樹苔
  不僅有獨特的香氣，也有出色的定香作用。
- 橡樹苔在柑苔香調（chypre）中扮演非常重要
  的角色，柑苔香是以橡樹苔加上勞丹脂、檀香與
  麝香作為後調（廣藿香和快樂鼠尾草也是常見的
  成員）；中調以花香為主（玫瑰和茉莉），前調
  則是佛手柑和其他的柑橘類精油。

你的聞香筆記……

- 橡樹苔的成分相當多元，其中有罕見的酯類，如扁枝衣酸乙酯（ethyl everninate）、柔扁枝衣酸乙酯（ethyl divaricatinate）、赤星衣酸乙酯（ethyl haematommate）與β- 苔黑酚羧酸甲酯（methyl-β-orcinol carboxylate），以及橡苔單甲醚（orcinyl monomethylether）等醚類，還有較常見的成分如龍腦（樟腦、木質）、乙酸龍腦酯（樟腦、像松的氣味）、沉香醇（溫和、木質、花香），以及 1,8- 桉油醇（像尤加利的氣味）。
- 橡樹苔中的某些成分在接觸到皮膚時可能造成過敏或交叉反應（cross-reactivity），因此某些國家對於橡樹苔的使用有嚴格的限制，甚至完全禁止使用橡樹苔。不過也有許多反對的聲浪。
- 其中的過敏原成分為：荔枝素（atranorin）、氯化苔黑醛（chloroatranol）與赤星衣酸（haematommate）。

 香氣比較

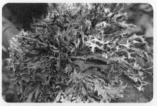

©wiki Pseudeverniafurfuracea

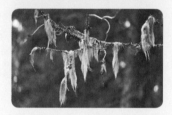

樹苔（Tree moss）（原精）

植物來源 來自包括 *Evernia furfuraceae* 和 *Usnea barbata*。

香氣檔案 複雜、溫暖、土壤、苔蘚、酚類、木質和草本的氣味。這兩種苔蘚生於松杉類樹木（雲杉、冷杉和松樹），因此樹苔原精的香氣帶有松樹、杉樹和樹脂的氣味。

廣藿香
Patchouli（精油）

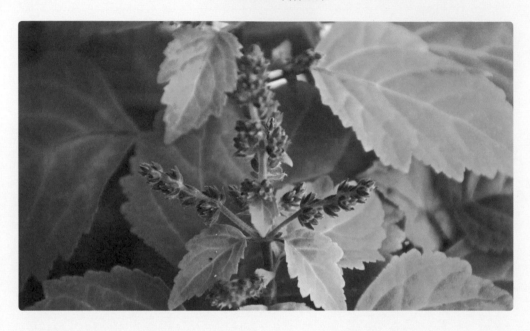

植物來源 來自 *Pogostemon cablin* 半乾燥且稍
微發酵的葉片。

香氣檔案
- 香氣類型：廣藿香。
- 香氣特徵：飽滿、強烈、豐郁、圓潤、持久、微
  微的甜香。
- 次香調與細微差異：土壤、香脂、木質、香料、
  根、草本、綠香、苦巧克力、胡椒、像酒。

聞香筆記
- 廣藿香精油的氣味非常獨特，芬芳且持久。細細
  品味廣藿香的香氣，從中觀察以下對比：明亮的
  和幽暗的；清新且帶有草本香氣的前調，以及馥
  郁飽滿的中調；近乎甜香的氣息，和被香脂與幾

你的聞香筆記……

乎像巧克力一樣的氣味平衡的一絲微苦香氣。

- 廣藿香的氣味會隨時間越陳越香，這樣的特質在精油中並不多見。
- 廣藿香的成分非常複雜多元，不過其中主要成分為倍半萜醇，尤其是廣藿香醇（香氣非常淡）、正廣藿香醇（像廣藿香的氣味）；以及 α- 和 β- 布藜烯、廣藿香烯、α-癒創木烯和丁香油烴（caryophyllene，木質、香料、像丁香的氣味）等倍半萜烯類成分。
- 廣藿香在香氛工業扮演非常重要的角色。
- 廣藿香精油也在食品工業被用來為甜點、糕點，甚至肉類和肉腸調味。
- 許多菸商降低了菸草和香菸中的焦油成分，然而，這也讓產品的氣味受到影響；於是，有時菸商會在香菸中加入廣藿香精油，來補償受影響的香氣。

 香氣比較

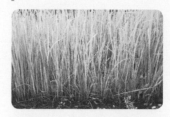

岩蘭草（Vetiver）（精油）

植物來源 萃取自 *Vetiveria zizanoides* 的細根，廣藿香和岩蘭草的香氣特質有不少共通之處。

香氣檔案 最佳產地是法國留尼旺島。岩蘭草精油氣味圓潤、濃郁、甜香、飽滿，有木質和土壤的香氣，及一絲發霉的氣味，就像是切開的新鮮馬鈴薯。

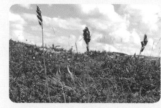

©wiki Rights holder
Jan Ole Olsen

乾草（Hay）（原精）

植物來源 萃取自 *Hierochloe alpina* 乾燥的草葉。

香氣檔案 同樣是飽滿、溫暖的甜香，但帶著乾草的綠香調。

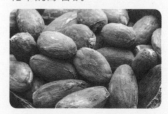

可可（Cacao）（原精）

植物來源 萃取自 *Theobroma cacao* 的種子。

香氣檔案 飽滿、溫暖的香脂氣味，像巧克力一般，但沒有香草氣味。

菸草
Tobacco Leaf（原精）

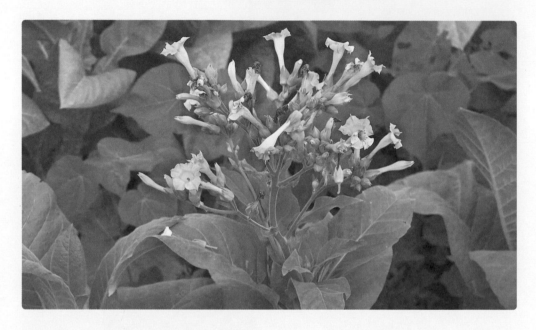

植物來源　來自 *Nicotiana tabacum* 半乾的葉片。

香氣檔案
- 香氣類型：菸草。
- 香氣特徵：飽滿、強烈、溫暖、微微的甜香。
- 次香調與細微差異：乾草、綠香。

聞香筆記
- 香氛工業會使用菸草凝香體、菸草原精和菸草的樹脂溶液，來為產品添加純正的菸草香。
- 人們形容菸草香調，就像是加工處理過的菸斗菸絲的氣味。
- 未經稀釋時，氣味可能非常強烈且不好聞；只有在稀釋過後，才會給人「香醇」的感受。
- 成分包括酚類的對甲酚（para-cresol，像焦油、像水仙的氣味）、對乙基苯酚（para-ethyl

你的聞香筆記……

phenol)、癒創木酚（guaiacols，酚類的、煙燻的氣味）、丁香酚（像丁香的氣味），以及菸草酸和其他酯類；其中可能含有微量的尼古丁。

 香氣比較

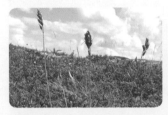

©wiki Rights holder Jan Ole Olsen

乾草（Hay）（原精）

植物來源　萃取自 *Hierochloe alpina* 乾燥的草葉。

香氣檔案　同樣是飽滿、溫暖的甜香，但帶著乾草的綠香調。

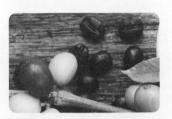

咖啡（Coffee）（原精）

植物來源　萃取自 *Coffea arabica* 烘焙過的豆子。

香氣檔案　一種非常接近烘焙咖啡豆的氣味——深邃、飽滿、溫暖的土壤氣味。菸草（原精）和咖啡（原精）一樣有深邃、飽滿、溫暖的特性，但是帶有像乾草般的氣味，比起土壤味，其中的綠香更為明顯。

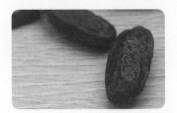

零陵香豆（Tonka bean）（原精）

植物來源　萃取自 *Dipteryx odorata* 的豆子。

香氣檔案　飽滿、甜香、溫暖、細緻，像乾草，又帶有草本、香草和椰子般的氣味；通常作為定香劑使用。

菸草原精　則展現出另一種不同的甜味——不是香草般的甜。不過，這兩種甜味可以很好地搭配在一起。

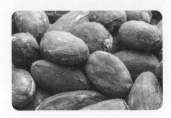

可可（Cacao）（原精）

植物來源　萃取自 *Theobroma cacao* 的種子。

香氣檔案　飽滿、溫暖的香脂氣味，像巧克力一般，但沒有香草氣味。可以和咖啡原精中飽滿、溫暖的可可氣味做比較。

黃／白玉蘭
Champaca（原精）

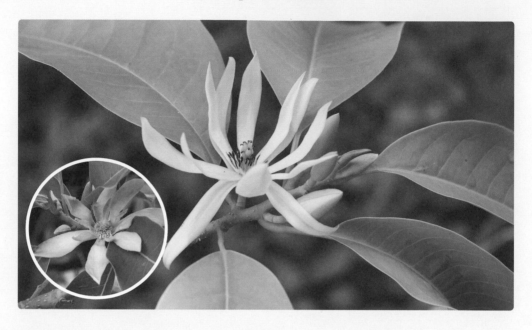

植物來源 來自 *Michaelia champaca*（黃玉蘭）
或 *M. alba*（白玉蘭）的花朵。

香氣檔案
- 香氣類型：花香。
- 香氣特徵：穿透力強、甜香、迷醉、溫暖、圓潤、
  飽滿。
- 次香調與細微差異：橙花、橙花原精、百合、乾
  草、果香、香料、像茶。

聞香筆記
- 玉蘭花的香氣經常被用在茉莉香氛中。
- 玉蘭原精很稀有罕見。
- 其中有超過 250 種成分，包括沉香醇（甜香、
  清新的花香、木質）、苯甲酸甲酯（methyl

你的聞香筆記……

benzoate，甜香、果香、濃重的花香、依蘭的氣味）、乙酸苄酯（benzyl acetate，果香、像茉莉的氣味）、苯乙醇（phenylethanol，蜂蜜、玫瑰）、α- 和 β- 紫羅蘭酮（ionone，像紫羅蘭的氣味）、鄰氨基苯甲酸甲酯（methyl anthranilate、像柑橘類花朵、果香、刺激）和吲哚（動物的氣味）。

• 吲哚是一種帶芳香環的胺類（imine）成分，是一種含氮分子——在某些白色花朵精油中含有微量，並且對這些花朵的氣味具有非常重要的影響。當吲哚含量在 10% 的時候，會出現像糞便一樣的氣味，也可能像是腐敗的氣味；不過微量存在時，卻能帶來像茉莉一樣的氣味。

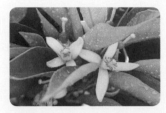

橙花（Orange blossom）（原精）

植物來源　萃取自 *Citrus aurantium* var. *amara* 的花朵。

香氣檔案　清新的前調、濃重、強烈、飽滿，濃郁的橙花香氣，有一絲吲哚、動物和綠香的氣息。

 香氣比較

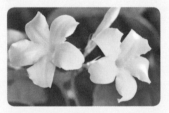

大花茉莉（Jasmine）（原精）

植物來源　萃取自 *Jasminum grandiflorum* 的花朵。

香氣檔案　濃烈、瀰漫、濃重、溫暖且飽滿的花香，帶有果香、綠香和如茶般的香氣，以及幽微的吲哚氣味。

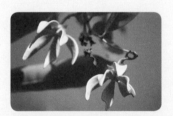

特級依蘭（Ylang ylang）（精油）

植物來源　萃取自 *Cananga odorata* var. *genuina* 的花朵。

香氣檔案　甜香、濃重、持久、瀰漫的花香，帶有果香的特徵和一絲藥香與奶油氣味，但沒有吲哚的影響。

緬梔
Frangipani（原精）

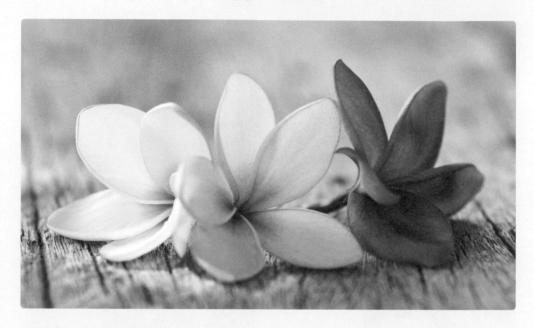

植物來源　來自緬梔屬（*Plumeria*）的植物花朵，包括紅花緬梔（*P. rubra*）和白花緬梔（*P. acuminata*）。

香氣檔案
- 香氣類型：花香（熱帶）。
- 香氣特徵：瀰漫、強烈、迷醉、甜香、飽滿。
- 次香調與細微差異：蜂蜜、果香、香料、綠香、柑橘。

聞香筆記
- 緬梔花的香氣相當強烈，可以用來形容的香調屬性包括：柑橘、椰子、玫瑰、肉桂、康乃馨、茉莉、梔子花、果香調與木質調。
- 緬梔原精的成分相當複雜多變，不過一般來

你的聞香筆記⋯⋯

說，緬梔原精含有大量的酯類，尤其是水楊酸苄酯
（benzyl salicylate，溫和、甜香、花香－香脂香）、
苯乙酸橙花酯（neryl phenylacetate，果香、玫
瑰、蘋果般的香氣）、苯甲酸苯乙酯（phenyl ethyl
benzoate，微弱、花香、香脂）和肉桂酸苯乙酯
（phenyl ethyl cinnamate，玫瑰、蜂蜜般的香氣）；
此外，其他成分還包括反式橙花叔醇（溫和、宜人的
花香）、沉香醇（溫和、木質、花香）與牻牛兒醇（柑
橘香調）。

 香氣比較

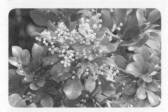

樹蘭（Aglaia）（原精）

植物來源　萃取自 *Aglaia odorata* 的花朵。

香氣檔案　香氣清淡、清新，帶有茉莉與檸檬
般的香調。

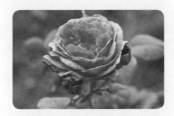

玫瑰（Rose）（原精）

植物來源　萃取自千葉玫瑰 *Rosa centifolia*
的花朵。

香氣檔案　飽滿、甜香、圓潤的玫瑰花香，和
些微的蜂蜜與香料氣味。

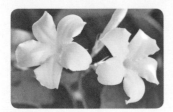

大花茉莉（Jasmine）（原精）

植物來源　萃取自 *Jasminum grandiflorum*
的花朵。

香氣檔案　濃烈、瀰漫、濃重、溫暖且飽滿的
花香，帶有果香、綠香和如茶般的香氣，以
及幽微的吲哚氣味。

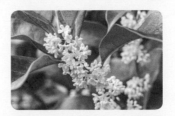

桂花（Osmanthus）（原精）

植物來源　萃取自桂花 *Osmanthus
fragrans* 的花朵。

香氣檔案　飽滿、甜香、蜂蜜般的果香，並有
些許桃李、葡萄乾和杏桃的氣味。

鷹爪豆
Genet（原精）

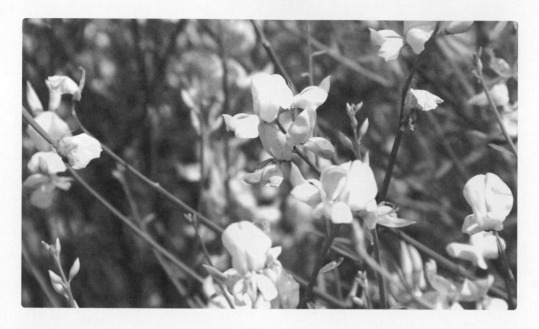

植物來源　來自 *Spartium junceum* 的花朵。

香氣檔案
- 香氣類型：花香（綠香）。
- 香氣特徵：持久、甜香、溫暖，未經稀釋時有些微刺激。
- 次香調與細微差異：玫瑰、綠香、草本、乾草。

聞香筆記
- 鷹爪豆原精的植物來源又俗稱為西班牙金雀花（Spanish broom）。
- 新鮮的鷹爪豆花有一股甜香，令人聯想到橙花和發霉的葡萄。
- 還有另一種品種近似的原精，是來自常見金雀花（common broom，*Cytisus scoparius*）。

你的聞香筆記……

- 鷹爪豆原精的成分相當複雜，其中包括十四酸乙酯（ethyl myristate，溫和、像紫羅蘭）、棕櫚酸乙酯（ethyl palmitate，清淡、蠟質、甜香）、油酸乙酯（ethyl oleate，微弱的花香）和乙酸沉香酯（清新、甜香、果香）等酯類，以及沉香醇（溫和的花香、木質香氣）和苯乙醇（甜香、像蜂蜜、玫瑰）等醇類。
- 金雀花作為香水材料的歷史可追溯到西元 16 世紀。

 香氣比較

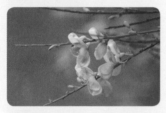

金雀花（Broom）（原精）

植物來源　來自 *Cytisus scoparius* 的花朵。

香氣檔案　甜香、綠香、花香、像蜂蜜。

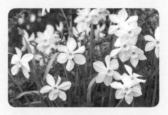

水仙（Narcissus）（原精）

植物來源　來自 *Narcissus poeticus* 的花朵。

香氣檔案　濃重、甜香、草本、像乾草、土壤、花香，只有在稀釋到極低濃度時才會有像水仙花的氣味。

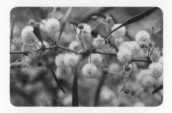

銀合歡（Misosa）（原精）

植物來源　萃取自 *Acacia dealbata* 的花朵。

香氣檔案　柔軟、甜香、細緻的綠香調花香。

茉莉
Jasmine（原精）

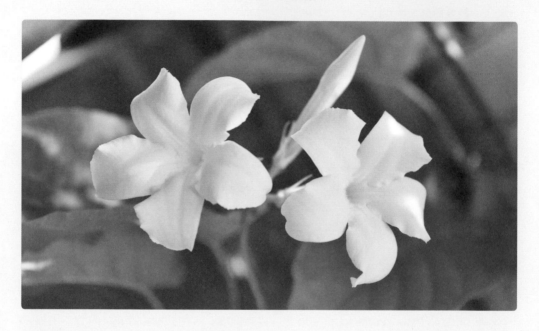

植物來源 來自 *Jasminum grandiflorum*（大花茉莉）和 *J. sambac*（小花茉莉）的花朵。

香氣檔案

- 香氣類型：花香（茉莉）、吲哚。
- 香氣特徵：迷醉、強烈、瀰漫、飽滿、濃重、溫暖。
- 次香調與細微差異：果香、動物、蠟質、香料、像茶、綠香。

聞香筆記

- 主要成分是苯基酯類，例如乙酸苄酯（清新、像茉莉、果香）、茉莉酸甲酯（methyl jasmonate，甜香、花香、草本）、鄰氨基苯甲酸甲酯（像橙花、果香、刺激）、苯甲酸苄

你的聞香筆記……

酯（微弱、甜香、香脂）；此外也有沉香醇（甜香、清新的花香、木質）等單萜醇類，苯甲醇（benzyl alcohol，幾乎無味）等芳香醇，以及金合歡醇（細緻的花香、像鈴蘭）等倍半萜醇。氣味如芹菜的順式素馨酮（*cis*-jasmone）也在其中，另外有微量的吲哚。

- 吲哚是一種帶芳香環的胺類（imine）成分，是一種含氮分子──在某些白色花朵精油中含有微量，並且對這些花朵的氣味具有非常重要的影響。當吲哚含量在 10% 的時候，會出現像糞便一樣的氣味，也可能像是腐敗的氣味；不過微量存在時，卻能帶來像茉莉一樣的氣味。

 香氣比較

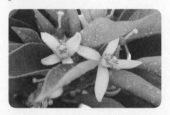

橙花（Orange blossom）（原精）

植物來源　萃取自 *Citrus aurantium* var. *amara* 的花朵。

香氣檔案　清新的前調、濃重、強烈、飽滿，濃郁的橙花香氣，有一絲吲哚、動物和綠香的氣息。

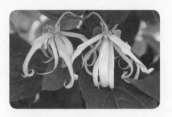

特級依蘭（Ylang ylang）（精油）

植物來源　萃取自 *Cananga odorata* var. *genuina* 的花朵。

香氣檔案　甜香、濃重、持久、瀰漫的花香，帶有果香的特徵和一絲藥香與奶油氣味，但沒有吲哚的影響。

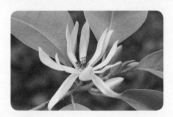

白玉蘭（White champaca）（原精）

植物來源　萃取自 *Michelia alba* 的花朵。

香氣檔案　穿透力強、濃重、溫暖、圓潤且飽滿，有類似百合的香氣；蘊含一股像橙花、香料、乾草和茶一般的氣味。

菩提（椴花）
Linden Blossom（原精）

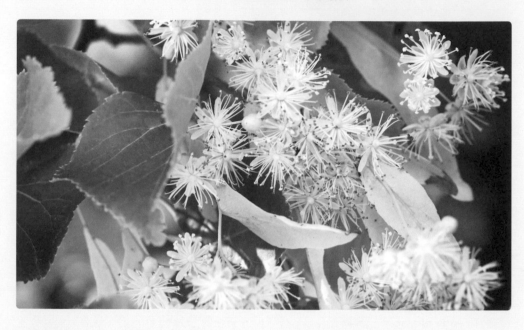

植物來源 來自 *Tilea vulgaris* 的花朵。

香氣檔案

- 香氣類型：花香（綠香調）。
- 香氣特徵：清新、細緻。
- 次香調與細微差異：蜂蜜、金雀花、白丁香、鈴蘭、百合、乾草。

聞香筆記

- 主要成分是金合歡醇（在銀合歡原精、金合歡原精，以及許多其他花朵類原精中也有少量）；金合歡醇帶來甜香與細緻的花香，有像椴花、像鈴蘭的香調。
- 市面上也能找到以二氧化碳超臨界萃取的產品，據說這樣的方式能萃取出更接近新鮮菩提花的醉人香氣。

你的聞香筆記……

香氣比較

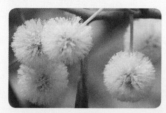

銀合歡（Mimosa）（原精）

植物來源　萃取自 *Acacia dealbata* 的花朵。

香氣檔案　柔軟、甜香、細緻的綠香調花香。

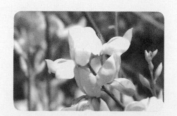

鷹爪豆（Genet）（原精）

植物來源　萃取自 *Spartium junceum* 的花朵。

香氣檔案　持久、甜香、花香（玫瑰調），帶有綠香、草本與乾草的香調。

銀合歡
Mimosa（原精）

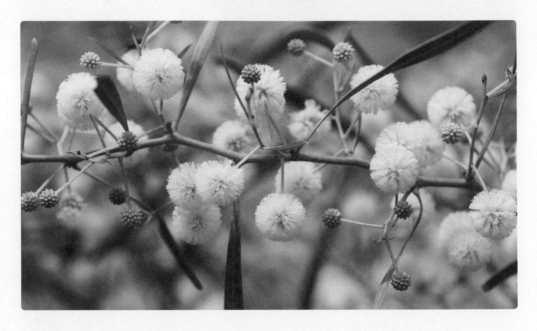

植物來源　來自 *Acacia dealbata* 的花朵與嫩枝尖端。

香氣檔案

- 香氣類型：花香（綠香調）
- 香氣特徵：柔軟、甜香、飽滿、細緻。
- 次香調與細微差異：木質、蠟質、蜂蜜、山楂花。

聞香筆記

- 法國著名香水小鎮格拉斯（Grasse）會在每年二月舉辦合歡花節（La Fête du Mimosa）慶祝當這優雅芬芳的金色花朵出現，便意味冬天已然遠去。
- 銀合歡的花朵有細緻幽微的清香，像棉花糖也像蜂蜜，不過有鮮明的綠香調加以平衡。

你的聞香筆記……

- 其中的主要成分之一是金合歡醇，這是一種倍半萜醇，帶有香甜、細緻的花香，是像椴花、像鈴蘭的香氣。
- 此外，銀合歡的成分還包括苯乙醇（甜香、蜂蜜、玫瑰）、壬醛（aldehydes C_9，花香、帶蠟質的果香）、癸醛（aldehydes C_{10}，甜香、果香、柑橘）和乙酸葉醇酯（cis-3-hexenyl acetate、清新、綠香、果香、像香蕉）、苯甲醛（benzaldehyde，甜香、強烈、像苦杏仁）、苯甲酸乙酯（ethyl benzoate，溫暖、圓潤、花果香）、沉香醇（溫和、木質、花香）、洋茴香腦（甜香、溫暖、草本、像八角）、順式素馨酮（果香、像芹菜籽，稀釋後有茉莉的氣味）、茴香醛（強烈、甜香、像山楂花）和 2-trans-6-cis-nonadien-1-ol（瀰漫、草葉的綠香、像小黃瓜）等成分。
- 銀合歡經常被用在丁香花、鈴蘭與紫羅蘭類型的香水中。

 香氣比較

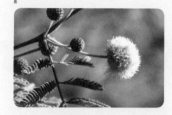

金合歡（Cassie）（原精）

植物來源　萃取自 Acacia farnesiana 的花朵。金合歡原精中也有金合歡醇這個成分。

香氣檔案　溫暖、花香，帶有細緻、粉香、像紫羅蘭的前調，加上一絲草本與香料的氣息，以及香脂味的後調。（銀合歡中沒有香脂的氣味）。

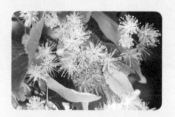

菩提（椴花）（Linden blossom）（原精）

植物來源　萃取自 Tilea vulgaris 的花朵。

香氣檔案　細緻、綠香、花香，帶有一絲蜂蜜氣息。主要成分是金合歡醇。

水仙
Narcissus（原精）

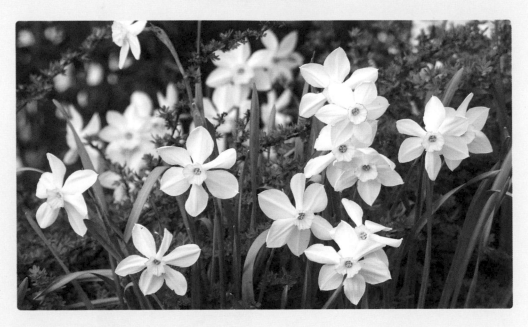

植物來源 來自 *Narcissus poeticus* 的花朵。

香氣檔案
- 香氣類型：花香。
- 香氣特徵：濃重、甜香、迷幻。
- 次香調與細微差異：土壤、草本、像乾草。

聞香筆記
- 水仙屬（*Narcissus*）當中的洋水仙（daffodil，*N. pseudo narcissus*）、黃水仙（jonquil，*N. jonquilla*）和水仙（narcissus，*N. poeticus*）都可以被萃取出精油（透過脂吸法）和原精。
- 市面上也有以黃水仙萃取的原精。
- 水仙原精通常使用在香水業中；它的萃取率很低，但是在法國南部隆格多克魯西雍區

你的聞香筆記……

（Languedoc Roussillon）的洛澤爾省
有少量的生產。

• 只有在稀釋到極低的濃度時，才接近真正
  水仙花的氣味。

• 水仙原精的成分相當複雜，包括苯乙醇（甜
  香、蜂蜜、玫瑰）、α-萜品醇（像丁香花）、
  左旋沉香醇（溫和的花香、木質）、γ-甲
  基紫羅蘭酮（柔軟、飽滿、像紫羅蘭、木質、
  草葉香）、茴香醛（甜香、山楂花、乾草）
  和乙酸苄酯（清新、果香、花香、像茉莉），
  以及微量的吲哚。

 香氣比較

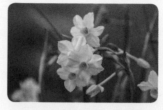

黃水仙（Jonquil）（原精）

植物來源　來自英文俗名叫做「rush
daffodil」的品種，拉丁學名是 *Narcissus
jonquilla*。

香氣檔案　清新的前調，濃重、迷幻、甜香、
蜂蜜、綠香調的花香；和水仙原精氣味接近。

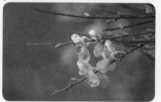

金雀花（Broom）（原精）

植物來源　來自金雀花 *Cytisus scoparius*。
香氣檔案　甜香、綠香、花香、像蜂蜜。

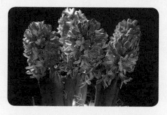

風信子（Hyacinth）（原精）

植物來源　萃取自 *Hyacinthus orientalis* 的
花朵。

香氣檔案　非常強烈、鮮明、綠香、像草葉的
氣味，只有稀釋後才比較好聞，並且要稀釋
到極低的濃度才會有風信子花的氣味。有致
幻的特質。天然萃取的原精非常珍貴罕見，
而合成的風信子氣味主要呈現帶甜的綠香
調花香，沒有深邃的綠香／土壤香調。

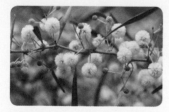

銀合歡（Mimosa）（原精）

植物來源　萃取自 *Acacia dealbata* 的花朵。
香氣檔案　柔軟、甜香、細緻的綠香調花香。

橙花
Orange Blossom（原精）

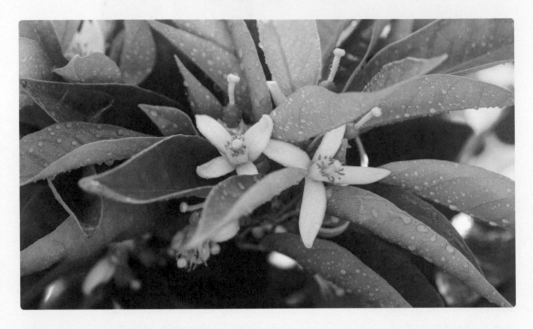

植物來源　來自 *Citrus aurantium* var. *amara* 的花朵，以有機溶劑萃取。

香氣檔案

- 香氣類型：花香（橙花）、吲哚。
- 香氣特徵：清新的前調；迷醉、飽滿、濃重的中調與殘香。
- 次香調與細微差異：綠香、動物、糞便。

聞香筆記

- 橙花原精是香水業中非常重要的製香材料，在香水的中調扮演要角（通常出現在「白色花朵」類型的香調）。
- 只有稀釋後才會出現像新鮮花朵的氣味。
- 主要成分是沉香醇（新的花香和木質香）、乙酸

你的聞香筆記……

沉香酯（清新、清淡、草本、像梨子糖的果香）、橙花叔醇（細緻、花香、綠香）、金合歡醇（細緻、甜香、花香與綠香），此外也有帶著玫瑰香氣的苯乙醇與鄰氨基苯甲酸甲酯（橙花、果香、無甜味，這是一種也出現在橘〔桔〕精油中的含氮苯基酯）。

- 橙花精油中也有微量的吲哚。純吲哚聞起來是樟腦丸的氣味，是一種像焦油腦（naphthalene，又稱為萘）的味道；而當吲哚含量在 10% 的時候，會出現像糞便一樣的氣味。吲哚能為整體香氣帶來一絲動物的／糞便的氣味。
- 吲哚是一種帶芳香環的胺類（imine）成分，是一種含氮分子——在某些白色花朵精油中含有微量，並且對這些花朵的氣味具有非常重要的影響。吲哚也可能聞起來像腐敗的氣味；不過微量存在時，卻能帶來像茉莉般的香氣。

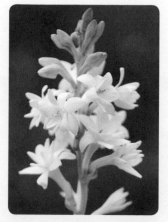

晚香玉（Tuberose）（原精）

植物來源　萃取自 *Polyanthus tuberosa* 的花朵。

香氣檔案　清新的前調，濃重、迷幻、甜香、蜂蜜、綠香調的花香；和水仙原精氣味接近。

 香氣比較

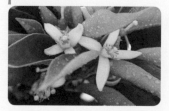

橙花（Neroli bigarade）（精油）

植物來源　橙花精油也來自橙花（苦橙樹的花），不過是以蒸餾的方式萃取。

香氣檔案　清淡、橙花般的花香，帶有一絲草本的苦味，以及綠香調的氣味。

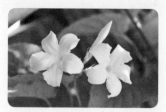

大花茉莉（Jasmine）（原精）

植物來源　萃取自 *Jasminum grandiflorum* 的花朵。

香氣檔案　強烈、瀰漫、濃重、溫暖且飽滿的花香，帶有果香、綠香和如茶般的香氣，以及幽微的吲哚氣味。

桂花
Osmanthus（原精）

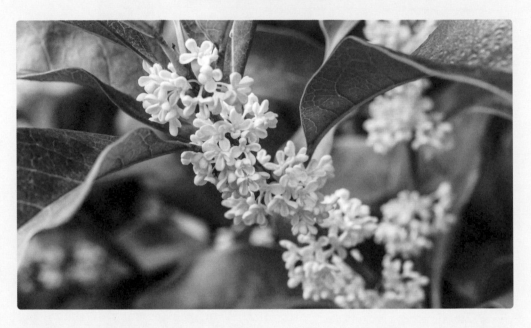

植物來源 來自 *Osmanthus fragrans* 的花朵。

香氣檔案
- 香氣類型：花香（果香）。
- 香氣特徵：甜香、飽滿、複雜。
- 次香調與細微差異：蜂蜜、果乾、葡萄乾、桃李、杏桃。

聞香筆記
- 香甜的桂花又叫做 kweiha，是中國十大傳統名花之一。
- 桂花根據品種的不同，可能呈現銀白至橙紅等顏色，其中，金黃／橙黃色的花朵被認為香氣最佳。
- 桂花的香氣複雜且耐人尋味，是氣味多元的花果香。

你的聞香筆記……

- 其中的重要成分包括 β- 紫羅蘭酮（木質、花香、紫羅蘭、微微的果香，以及一絲雪松和覆盆子的香氣）、二氫 -β- 紫羅蘭酮、γ- 癸內酯（γ-decalactone，強烈、像桃子），以及相關的內酯類成分、沉香醇（清淡的花香、木質）、橙花醇（甜香、花香、像海藻），以及牻牛兒醇（甜香、玫瑰）。

 香氣比較

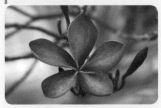

紅花緬梔（Frangipani）（原精）

植物來源　萃取自 *Plumeria rubra* 的花朵，又名紅雞蛋花。

香氣檔案　甜香、茶香玫瑰的氣味，帶有香料、草本的香氣；某些緬梔品種中也有水楊酸甲酯的成分，和其他成分共同呈現出甜香、香料／草本／果香的氣息。

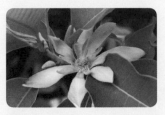

黃玉蘭（Red champaca）（原精）

植物來源　萃取自 *Michelia champaca* 的花朵。

香氣檔案　甜香、複雜、花果香（像茉莉），黃玉蘭也有相當多元的花朵香調，不過花香味更明顯。

粉紅蓮花
Pink Lotus（原精）

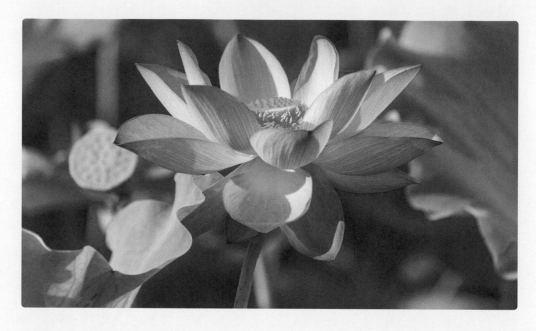

植物來源　來自 *Nelumbo nucifera* 的花朵。

香氣檔案
- 香氣類型：花香。
- 香氣特徵：飽滿、甜香、芬芳。
- 次香調與細微差異：果香、草本、皮革、粉香、香料、淤泥、藥香。

聞香筆記
- 蓮花是一種常年水生植物，氣味芬芳，有藍色、白色或白粉漸層等顏色的花朵。
- 蓮花有許多栽培種，但氣味上沒有太大的差異。
- 蓮花原精成分多元，包括有丁香油烴氧化物、β-丁香油烴（清淡、香料、像丁香、木質）、順式素馨酮（果香、像芹菜籽；稀釋後有茉莉的香氣）。

你的聞香筆記……

138

- 此外也有一股藥香，這是來自成分中的 1,4-二甲氧基苯（1,4-dimethoxybenzene）。
- 蓮花原精需要陳放，才能醞釀出更佳的香氣。
- *N. lutea* 是開黃色花朵的美洲黃蓮，它有更明顯的茉莉香調。
- 白色蓮花原精顏色深棕，流動性低，氣味和粉紅蓮花接近，但是揮發後有動物和藥草般的殘香。

 香氣比較

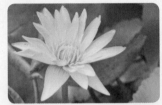

白蓮花（White lotus）（原精）

植物來源　來自 *Nelumbo nucifera* 的花朵。

香氣檔案　飽滿、甜美、芬芳的花香，揮發後會留下動物和藥草般的殘香。

玫瑰
Rose（原精）

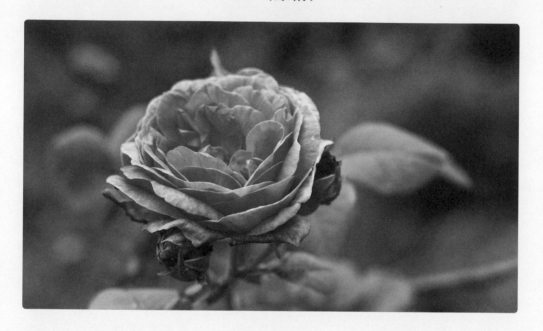

植物來源 來自 *Rosa centifolia*（千葉玫瑰，法國產）和 *R. damascena*（大馬士革玫瑰，保加利亞產）的花朵。

香氣檔案
- 香氣類型：玫瑰。
- 香氣特徵：飽滿、甜香、圓潤。
- 次香調與細微差異：蠟質、蜂蜜、香料。

聞香筆記
- 玫瑰在香水業中扮演著極度重要的角色，通常會與合成的玫瑰香精混用，以添加天然的香氣。
- 玫瑰原精主要用在香水的中調。
- 從法國或摩洛哥產的千葉玫瑰（*Rosa centifolia*）所萃取的原精，又被稱為是「五月玫瑰」（Rose de Mai）。

你的聞香筆記⋯⋯

- 玫瑰原精的主要成分是帶有玫瑰香氣的醇類，包括：苯乙醇（柔軟、像花瓣的玫瑰香）、香茅醇（溫暖、鮮活的玫瑰香）、牻牛兒醇（更鮮明的玫瑰氣味），以及橙花醇（較刺激、清新的玫瑰香）。以上成分根據玫瑰的品種，所含比例也會有所不同。此外，玫瑰原精中也含有金合歡醇，帶來香甜、細緻的花香，以及一絲綠香的氣味。
- 奧圖（otto）是蒸餾萃取的方法，奧圖玫瑰精油通常來自大馬士革玫瑰，多半用在香水的前調而非後調，主要香氣來自牻牛兒醇與香茅醇，苯乙醇含量很低。

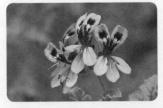

波旁天竺葵（Bourbon）（精油）

植物來源　來自 *Pelargonium graveolens*，另外也有玫瑰天竺葵（頭狀天竺葵與平滑天竺葵的雜交種，*P. capitatum* × *P. radens*）和頭狀天竺葵與波旁天竺葵的雜交種（*P. capitatum* × *P. graveolens*）等。

香氣檔案　清新的玫瑰香氣，帶有草本、綠香、植物和薄荷的氣息。

 香氣比較

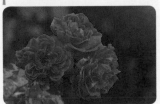

奧圖玫瑰（Rose otto）

植物來源　來自 *R. damascena.*。

香氣檔案　甜香、溫暖、飽滿的玫瑰香與蠟質香氣；比起玫瑰原精少了香料的氣味，而摩洛哥產的會比保加利亞或土耳其的更淡。

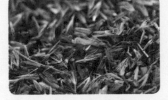

玫瑰草（Palmarosa）（精油）

植物來源　萃取自 *Cymbopogonmartinii var. martinii* 的草葉。

香氣檔案　清新、甜香、細緻的花香（玫瑰），帶有木質、紫羅蘭和油脂的氣味。

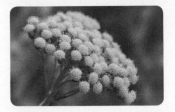

義大利永久花（Immortelle）（原精）

植物來源　萃取自 *Helichrysum angustifolium* 的花朵。

香氣檔案　甜香、草本、花香（玫瑰），帶有香料、乾草、蜂蜜和木質的氣息。

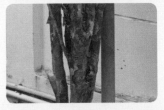

聖檀木（Guaiacwood）（精油）

植物來源　萃取自 *Bulnesia sarmientoi* 的木質部。

香氣檔案　柔軟、甜香、乾淨、茶香玫瑰、木質、香脂的氣味。

特級依蘭
Ylang Ylang Extra（精油）

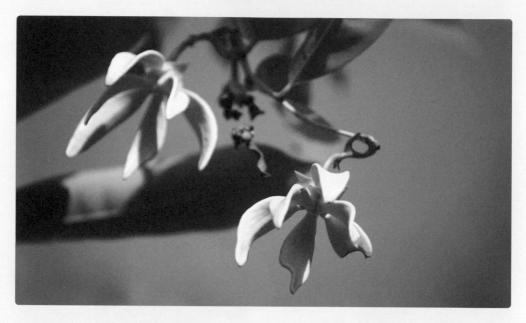

植物來源 來自 *Cananga odorata* var. *genuina* 的花朵。

香氣檔案
- 香氣類型：花香（熱帶）。
- 香氣特徵：瀰漫、強烈、甜香、迷醉、圓潤、飽滿。
- 次香調與細微差異：果香、藥香、香料。

聞香筆記
- 所謂的「特級」依蘭，指的是第一次蒸餾過後特別分餾出來的精油，一般認為特級依蘭的香氣最為上乘；而最後一次分餾出來的「三級」依蘭，也被運用在香水業中。
- 而未經調整的「完全」蒸餾成品，在市面上又稱作「康納加」（cananga）精油。
- 「特級依蘭」的成分相當複雜，其中含有沉香醇

你的聞香筆記……

（甜香、清新的花香與木質香）、乙酸甲酯（甜香、花香、薄荷香）、苯甲酸甲酯（甜香、果香、濃重的花香、依蘭的氣味）、乙酸苄酯（果香、像茉莉）、水楊酸苄酯（甜香、花香、香脂）、乙酸牻牛兒酯（甜香、像玫瑰、像薰衣草）、水楊酸甲酯（果香、藥香）、對甲酚甲醚（辛辣、像依蘭）、丁香油烴（香料、像丁香、木質香氣），以及異丁香酚（溫暖、持久、像康乃馨、像桂竹香〔wallflower〕）。比起其他等級的依蘭精油，特級依蘭中含有較高濃度的對甲酚甲醚（稀釋後有接近水仙與依蘭的氣味）苯甲酸甲酯（濃重的花香，像依蘭）、沉香醇、乙酸甲酯和乙酸牻牛兒酯。

- 有可能造成皮膚過敏。

 香氣比較

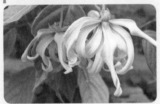

康納加（Cananga）（精油）

植物來源 　萃取自 *Cananga odorata* 的花朵。

香氣檔案 　香甜的花香，帶有藥香、木質和油脂的氣味。

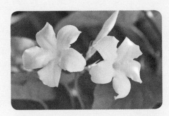

大花茉莉（Jasmine）（原精）

植物來源 　萃取自 *Jasminum grandiflorum* 的花朵。

香氣檔案 　濃烈、瀰漫、濃重、溫暖且飽滿的花香，帶有果香、綠香和如茶般的香氣，以及幽微的吲哚氣味。

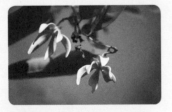

依蘭（Ylang ylang）（原精）

植物來源 　來自 *Cananga odorata var. genuina* 的花朵。

香氣檔案 　和依蘭精油的氣味非常接近，但是更圓潤、柔軟。

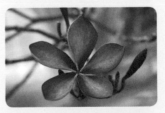

緬梔（Frangipani）（原精）

植物來源 　來自緬梔屬（*Plumeria*）植物。

香氣檔案 　飽滿、熱帶、濃重的花香，帶有甜香、像蜂蜜的香調及果香調。

黑醋栗花苞
Blackcurrant Bud（原精）

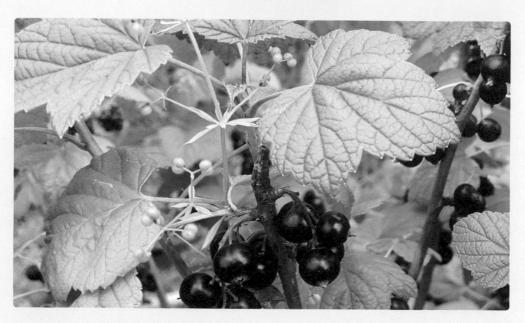

植物來源　來自 *Ribes nigrum* 的花苞。

香氣檔案
- 香氣類型：果香、綠香。
- 香氣特徵：濃郁、瀰漫、穿透性強。
- 次香調與細微差異：草本、黑醋栗、薄荷、貓味。

聞香筆記
- 黑醋栗花苞的氣味很難被歸類；它帶有一股獨特的香氣，主要來自微微的貓味，以及果香與綠香之間的平衡。
- 在香水業，黑醋栗花苞又叫做黑醋栗芽（bourgeons de cassissier或cassis bourgeons）。

你的聞香筆記……

- 黑醋栗花苞的果綠香調，在香水業中被用來修飾過於強勁的綠香，例如白松香或紫羅蘭葉的氣味。
- 其中的「貓味」，對某些人來說就像是公貓尿液的氣味，或是公貓發情時發出的氣味。
- 這股貓味主要來自其中微量的含硫化合物，尤其是一種名叫 4- 甲氧基 -2- 甲基 -2- 丁硫醇（4-methoxy-2-methylbutan-2-thiol）的硫醇成分，這個成分因氣味容易被察覺聞名，它的氣味偵測閾值達到 1:1 萬億（即濃度稀釋到一萬億仍可偵測到其氣味）。

 香氣比較

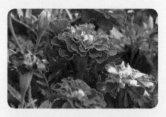

萬壽菊（Tagetes）（精油）

植物來源　萃取自 *Tagetes glandulifera* 的全株植物。

香氣檔案　辛辣、溫暖、甜香、果香（蘋果香）、草本香，帶有一絲薄荷的氣味。

羅馬洋甘菊
Roman Chamomile（精油）

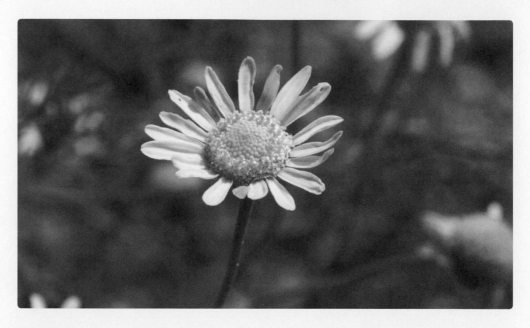

植物來源 來自 *Anthemis nobilis* 的花朵。

香氣檔案
- 香氣類型：果香（草本）。
- 香氣特徵：甜香、溫暖、強烈、瀰漫。
- 次香調與細微差異：草本、像蘋果、像茶。

聞香筆記
- 主要成分是非萜烯酯，例如歐白芷酸異丁酯等相關的酯類（帶有草本和水果香氣），以及惕各酸（tiglic acid）形成的酯類（草本和水果香氣）。
- 香水業中偶爾會使用到羅馬洋甘菊，不過多半只使用少量，並且主要用在柑苔香調。
- 由於綠香和果香之間有特殊的香氣關連，有人建議在香氣中添加少量帶有微果香的酯類（例如羅

你的聞香筆記……

馬洋甘菊中的酯類），將可以調和某些綠香材料（例如白松香和紫羅蘭葉）香氣太過尖銳的狀況。

 香氣比較

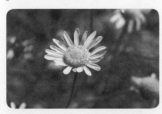

羅馬洋甘菊（Roman chamomile）（原精）

植物來源　來自 *Anthemis nobilis* 的花朵。

香氣檔案　甜香、溫暖、果香、草本，但是更粗獷更甜也更溫暖，此外有淡淡的花香。

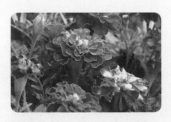

萬壽菊（Tagetes）（精油）

植物來源　萃取自 *Tagetes glandulifera* 的全株植物。

香氣檔案　辛辣、溫暖、甜香、果香（蘋果香）、草本香，帶有一絲薄荷的氣味。

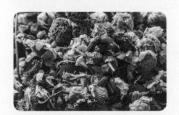

德國洋甘菊（German chamomile）（精油）

植物來源　萃取自 *Chamomilla recutita* 乾燥的花朵。

香氣檔案　甜香、草本、果香，帶有乾草調，揮發後留有一絲像菸草的殘香。

萬壽菊
Tagetes（精油）

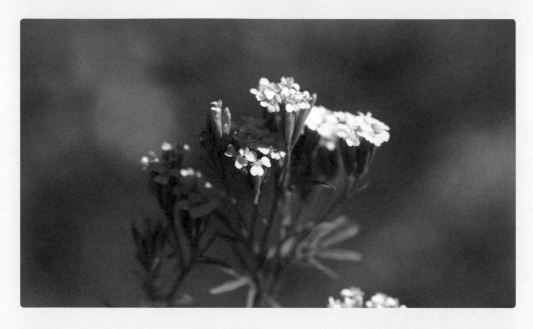

植物來源 來自 *Tagetes minuta* 開花的頂端，又稱為芳香萬壽菊、印加孔雀草。

香氣檔案
- 香氣類型：果香（蘋果）。
- 香氣特徵：溫暖、甜香、辛辣，有可能被認為刺激。
- 次香調與細微差異：綠香、蘋果（稀釋後尤其明顯）、草本、薄荷。

聞香筆記
- 新鮮的萬壽菊精油是容易流動的液體，但隨時間陳放過後，或者當暴露在空氣中，會逐漸變得黏稠。
- 萬壽菊精油的主要成分是酮類，包括：順式萬壽

你的聞香筆記……

菊酮、二氫萬壽菊酮（帶來溫暖的草本香調）；以及左旋沉香醇（溫和、花香、木質香）、羅勒烯（清淡、溫暖、草本香）。此外，還有微量不具揮發性的呋喃香豆素（補骨脂素，psoralen）以及其他可能造成光敏性的物質。香水中可添加的萬壽菊濃度是受到法律規範的。

 香氣比較

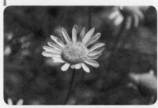

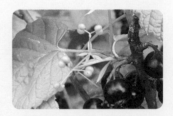

羅馬洋甘菊（Roman chamomile）（精油）

植物來源　來自 *Anthemis nobilis* 的花朵。

香氣檔案　甜香、溫暖、果香（像蘋果），並且有草本的香氣。

黑醋栗花苞（Blackcurrant bud）（原精）

植物來源　萃取自 *Ribes nigrum* 的花苞。

香氣檔案　強烈、綠香、果香（黑醋栗香），並有一股草本氣息和貓味。

佛手柑
Bergamot（精油）

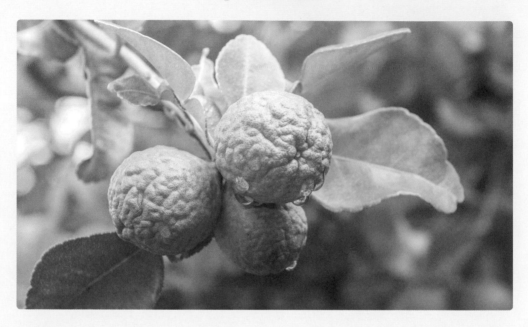

植物來源 來自 *Citrus aurantium* subsp.
bergamia 的果皮。

香氣檔案
- 香氣類型：柑橘。
- 香氣特徵：前調鮮明、甜香、飽滿。
- 次香調與細微差異：檸檬、花香、胡椒、草本。

聞香筆記
- 從香氛的角度來看，佛手柑是所有柑橘類精油當
  中最重要的一種。
- 沒有典型的柑橘果皮香氣，而是帶著像小蒼蘭的
  花香，也有人認為是類似薰衣草和橙花的香氣。
- 佛手柑精油的成分差異性頗大，通常和產地的地
  理位置有關係。

你的聞香筆記……

- 主要成分是沉香醇（溫和、花香、木質）等醇類，乙酸沉香酯（花香和果香）等酯類，以及右旋檸檬烯（清新、微弱的柑橘氣味）、α- 和 β- 松烯（樹脂、清新、像松樹的氣味）及 γ- 萜品烯（萜烯、甜香、帶有熱帶水果和萊姆氣味的柑橘香）等單萜烯類。
- 佛手柑是古龍水類香氛的必備成分，通常會和檸檬、橙、苦橙葉、橙花一起搭配，也經常加入迷迭香和玫瑰。
- 佛手柑的運用非常廣泛，在所有香氛類型中都可能出現。
- 佛手柑也是構成柑苔香調中的重要角色之一（此外的必備成分是橡樹苔與勞丹脂），在多數柑苔香中都有它的蹤跡，尤其是清新的柑苔香。

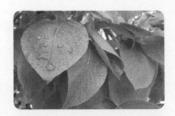

苦橙葉（Petitgrain）（精油）

植物來源　萃取自 *C. aurantium* subsp. *amara* 的葉片與嫩枝。

香氣檔案　苦橙葉有一種清新、甜香、帶有花香的橙類柑橘香氣，再加上一絲草本和木質的氣味

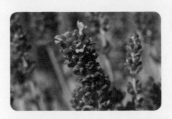

真正薰衣草（Lavender）（精油）

植物來源　萃取自 *Lavandula angustifolia* 開花的頂端。

香氣檔案　甜香、清新、淡淡的草本香，與柔軟的花香、果香和一絲木質氣息。

 香氣比較

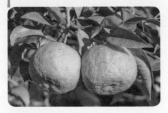

日本柚子（Yuzu）（精油）

植物來源　來自 *C. × junos*，是宜昌橙（Ichang lemon，或稱 papeda，拉丁學名為 *C. ichangensis*）與酸橘的雜交種。

香氣檔案　濃郁的柑橘香氣，帶著幽微的花香。

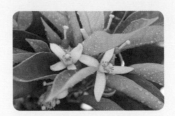

橙花（Neroli）（精油）

植物來源　萃取自 *C. aurantium* subsp. *amara* 的花朵。

香氣檔案　清淡、橙花般的花香，帶有一絲草本的苦味，以及綠香調的氣味。

151

枸櫞（香水檸檬）
Cédrat（精油）

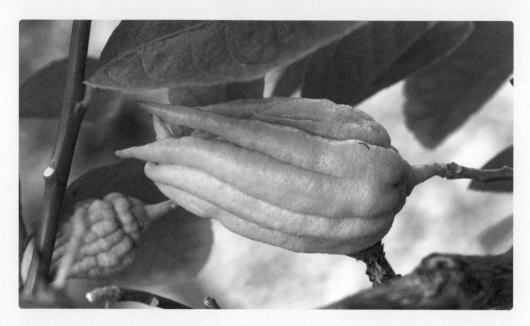

植物來源　來自 *Citrus medica* 的果皮。

香氣檔案
- 香氣類型：柑橘。
- 香氣特徵：鮮明、強烈、深邃，相對來說較持久。
- 次香調與細微差異：綠香、檸檬。

聞香筆記
- 枸櫞是一個古老的柑橘品種，許多柑橘類植物（如檸檬）是從枸櫞進化而來。
- 它的外型就像大一號的檸檬，但果肉汁少，果肉與果肉間的髓心（pith）多且厚。
- 枸櫞在香水界又叫做柑橘（citron）或法國香櫞（French cédrat）；因為香氣比其他柑橘類精油更持久、深邃而受到重視。

你的聞香筆記……

- 枸櫞的香氣和其他柑橘類精油一樣，第一時間的氣味來自右旋檸檬烯，那是其中最先揮發的成分，帶來一種清新、鮮明的柑橘印象；接著是中度揮發的成分，這類成分含量並不高，包括檸檬醛（檸檬氣味）、乙酸牻牛兒酯（甜香、玫瑰、果香）等酯類，這些成分的氣味會和右旋檸檬烯以及其他萜烯類的香氣混合在一起，例如β-松烯（清新的松樹氣味）和γ-萜品烯（萜烯、甜香、柑橘）。接著，香氣變得逐漸濃郁、明顯，甜味和果香逐漸增強，原本鮮明的感覺會圓潤下來。

- 冷壓榨法萃取的柑橘類精油通常會含有具光敏性的呋喃香豆素。

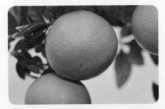

葡萄柚（Grapefruit）（精油）（冷壓萃取）

植物來源　萃取自 *C. paradisi* 的果皮。

香氣檔案　苦鮮明的柑橘前調，甜香、清新的、像橙般的中調，其中微量的含硫化合物諾卡酮（nootkatone，也叫做圓柚酮）造就了獨一無二的葡萄柚香氣。

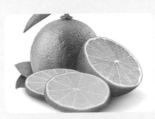

萊姆（Lime）（精油）（蒸餾萃取）

植物來源　萃取自 *C. aurantifolia* 的果皮。

香氣檔案　新、鮮明、帶萜烯味的前調，有專屬於萊姆的香甜柑橘果香。

 香氣比較

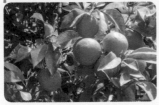

苦橙（Bitter orange）（精油）（冷壓萃取）

植物來源　萃取自 *C. aurantium* var. *amara* 的果皮。

香氣檔案　清新、細緻的柑橘氣味，帶甜香的花香和綠香調；比甜橙的氣味更細緻、清新，香氣也比其他柑橘類精油更持久（和枸櫞不相上下）。

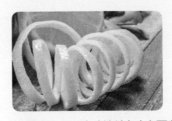

檸檬（Lemon）（精油）（冷壓萃取）

植物來源　萃取自 *C. limonum* 或 *C. limon* 的果皮。

香氣檔案　清新、鮮明的柑橘前調，中調是香甜的新鮮檸檬氣味。

橘（桔）
Mandarin（精油）

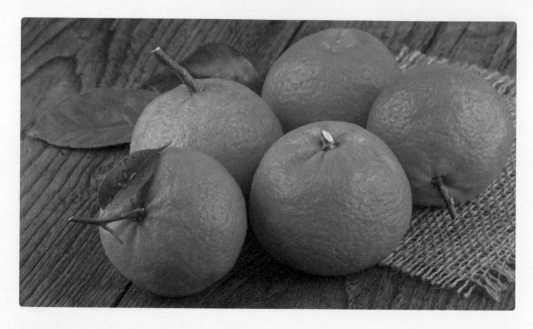

植物來源　來自 *Citrus reticulata* 的果皮。

香氣檔案
- 香氣類型：柑橘。
- 香氣特徵：強烈、甜香、柔軟。
- 次香調與細微差異：果香、像橙，有時有胺類的氣味（魚腥味）。

聞香筆記
- 橘（桔）和柑精油通常被認為來自同一個植物品種；不過，橘（桔）是發源自中國的 *C. reticulata*（英文俗名 mandarin），而柑有可能來自雜交種 *C.* × *tangerina*（英文俗名 tangerine）。
- 「tangerine」是英語系國家常用的稱呼，而其

你的聞香筆記……

他地區則以 mandarin 較為常見。

- 香水業主要使用的是果實未完全成熟時萃取的綠橘精油，綠橘精油的顏色是淡黃色的。當果實完全成熟，萃取出來的精油會呈現紅色或橘色（根據萃取方式而有不同）。因此，市面上的橘（桔）精油又分為紅橘、黃橘或綠橘精油，而不同精油的化學成分也有所差異。

- 胺類成分帶來的魚腥味，有可能是來自三甲胺（trimethylamine）等含氮化合物。

- 主要成分為右旋檸檬烯（新鮮、微微的柑橘氣味），以及 γ- 萜品烯（萜烯、香甜的柑橘香氣，帶有一絲熱帶水果和萊姆的氣味）、α- 和 β- 松烯（清新、樹脂、像松的氣味）和月桂烯（甜香、香脂）等萜烯類；此外也有醇類，以及短鏈脂肪醛如辛醛（C_8，鮮明、脂肪、果香、像甜橙）、癸醛（C_{10}，柑橘果香、像甜橙）和月桂醛（C_{12}，蠟質、花香、紫羅蘭、甜香、清新），和 N- 甲基鄰氨基苯甲酸甲酯（methyl-N-methyl anthranilate，橙花、濃重、果香、像橘子）。

香氣比較

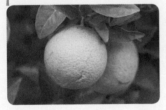

甜橙（**Sweet orange**）（精油）（冷壓萃取）

植物來源 萃取自 *C. sinensis*、*C. aurantium* var. *dulce* 的果皮。

香氣檔案 清淡、清新、柑橘氣味的果香前調，中調是柑橘果香和醛的氣味。

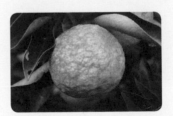

日本橘柑（立花橘）（精油）（冷壓萃取）

植物來源 來自 *C. tachibana*。

香氣檔案 甜香、綠香的柑橘調；是橘（桔）的相關品種。

山雞椒
Litsea Cubeba（精油）

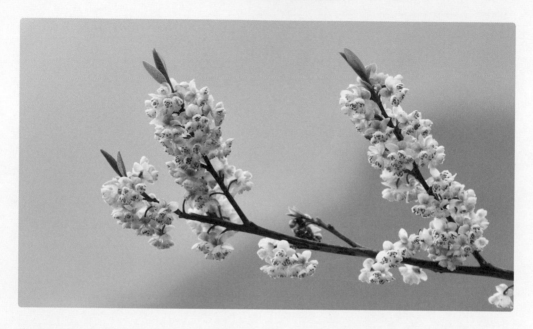

植物來源 來自 *Litsea cubeba* 的小果實。

香氣檔案

- 香氣類型：檸檬。
- 香氣特徵：清新、甜香、強烈、鮮明。
- 次香調與細微差異：果香。

聞香筆記

- 山雞椒的英文俗名也叫做 may chang 或熱帶馬鞭草（tropical verbena）；其中的檸檬香調來自檸檬醛（強烈的檸檬氣味）、右旋檸檬烯（微弱的柑橘氣味）、右旋香茅醛（強烈、清新的青嫩檸檬香，加上令人迷醉的玫瑰草本氣息），以及甲基庚烯酮（methyl heptenone，綠香、果香、油脂、刺激）。

你的聞香筆記……

- 檸檬醛是同分異構物橙花醛（順式檸檬醛）和牻牛兒醛（反式檸檬醛）的統稱，柑橘類精油中的檸檬醛氣味，和山雞椒等其他帶有檸檬香氣的精油中氣味不太一樣，原因和其中同分異構物的相對比例有關。
- 山雞椒精油經常被用來萃取檸檬醛，以進一步合成具有紫羅蘭香氣的紫羅蘭酮。在工業香水中，山雞椒也用來為產品添加帶有檸檬香氣的中調。

 香氣比較

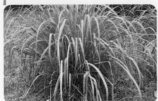

爪哇香茅

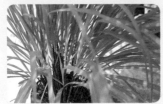

錫蘭香茅

香茅（Citronella）（精油）

爪哇香茅（Java）

植物來源　來自 *Cymbopogon winterianus* 的葉片。

香氣檔案　氣味香甜、清新、像檸檬。

錫蘭香茅（Ceylon）

植物來源　來自 *C. nardus* 的葉片。

香氣檔案　主要成分是香茅醛，氣味是帶有檸檬味的花香、草香與木質香氣。

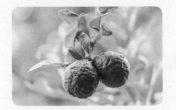

青檸葉（Combava petityrain）

植物來源　萃取自 *Citrus hystrix* 的葉片。

香氣檔案　香茅醛的味道，有萊姆和玫瑰的花香。

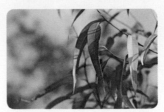

檸檬尤加利（Lemon-scented eucalyptus）（精油）

植物來源　萃取自 *Eucalyptus citriodora* 的葉片與細枝，主要成分為香茅醛。

香氣檔案　強烈、清新的玫瑰般的香茅氣味。

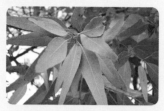

史泰格尤加利（**Lemon-scented ironbark**）（精油）

植物來源 萃取自 *Eucalyptus staigeriana* 的葉片與細枝，其中的檸檬香氣主要來自橙花醛。

香氣檔案 甜香、清新的檸檬果香，有像馬鞭草的氣味。

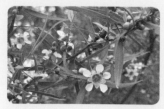

檸檬細籽（**Lemon-scented tea tree**）（精油）

植物來源 萃取自 *Leptospermum petersonii* 的葉片與細枝，成分中有檸檬醛也有香茅醛。

香氣檔案 獨特的檸檬氣味，有辛辣、瀰漫的香氣。

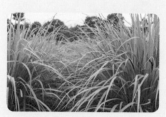

檸檬香茅（**Lemongrass**）（精油）

植物來源 萃取自 *Cymbopogon citratus*（西印度檸檬香茅）或 *C. flexuosus*（東印度檸檬香茅）的草葉。

香氣檔案 持久、強烈的檸檬與草本香氣，揮發後有草本、像油脂的殘香。

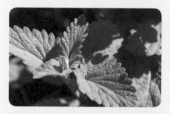

香蜂草（**Melissa**）（精油）

植物來源 萃取自 *Melissa offcinalis* 的葉片，主要成分是檸檬醛。

香氣檔案 柑橘、草本的前調，以及草本香氣的中調。

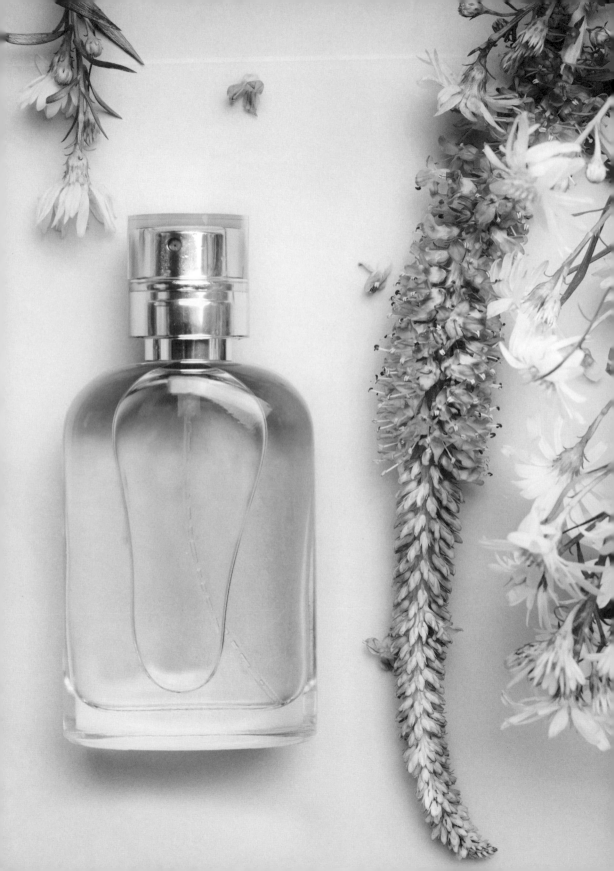

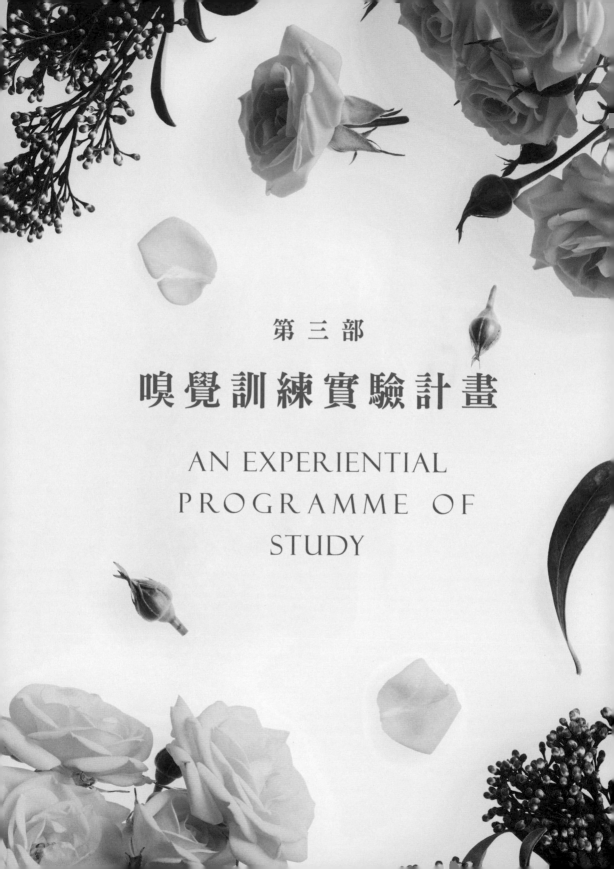

第 三 部

嗅覺訓練實驗計畫

AN EXPERIENTIAL PROGRAMME OF STUDY

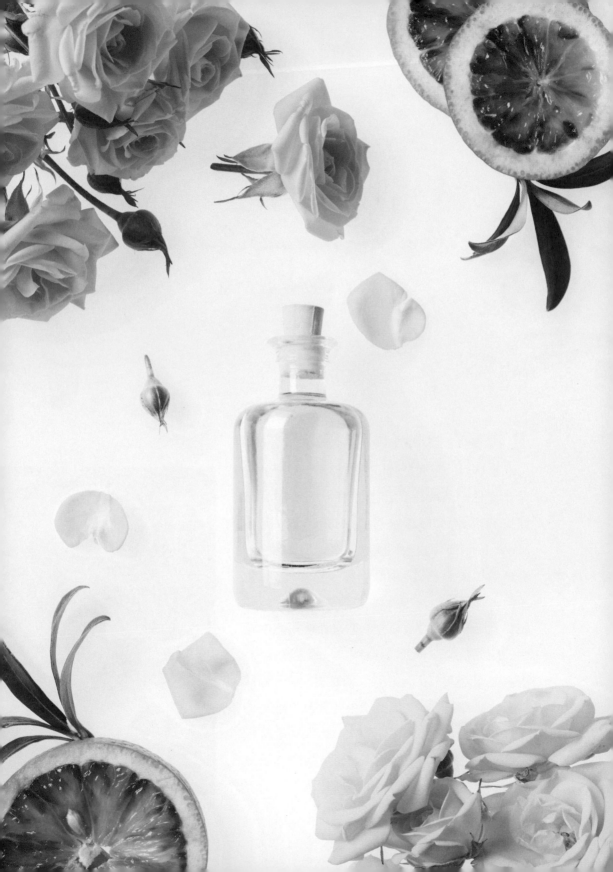

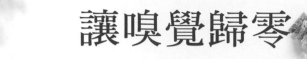

讓嗅覺歸零
在大自然的香氣中重新啟動
Reset Your Nose with Scents in the Natural World

❧ 漫步在森林——森林浴 ❧

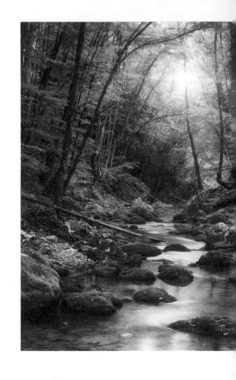

森林浴的意思是「沐浴在森林中」，或是「浸淫在森林的情境裡」；這樣的做法已被證實對健康有非常大的益處。Tsunetsugu、Park 和 Miyazaki（2010）曾研究當人們「完全處在」森林情境中（包括落葉森林和松杉森林）的生理變化，以及當人們接觸某些森林情境元素（例如聞到森林的香氣、某些萃取自森林樹木的精油、聽到流水聲、看到森林景象等）的生理變化。研究結果發現，森林浴能降低壓力、降低糖尿病患的血糖指數、增加身體中自然殺手細胞的活性和免疫球蛋白 A、G 與 M，此外還能降低敵意、減少憂鬱感、降低血壓。這群研究者認為，森林浴就是「森林之藥」，常做森林浴對於

人體健康將有重大的幫助。

★參見森林浴圖3、圖4。

所以，下一次當你進到森林中，記得時時觀察自己的感受，並想想這樣的森林漫步是多麼有益身心的舉動。留意杉樹林或松樹林中的松杉樹氣味，然後和橡樹林或樺樹林的氣味比較看看。找找土臭素（geosmin）的味道，這是一種在潮濕的土壤或剛下過雨的空氣中會出現的臭味物質。春天的時候，某些樹木（例如菩提樹）會開出細緻而芬芳的花朵，有機會的話記得聞聞看。晚春時，你能在某些歐洲森林的林間空地看見美麗的野生鈴蘭（*Convallaria majalis*）這是一種迷你的鐘形白色小花，帶有細緻的綠香，以及玫瑰般的花香。當季節來到秋天，你是否能在空氣中聞到蕈類、腐木和落葉的氣味呢？

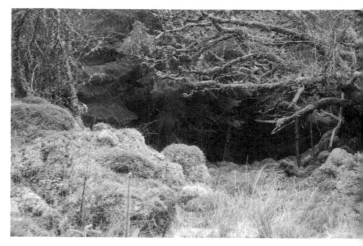

▲ 圖3　森林浴——松杉森林
蘇格蘭西部高地阿德納默亨角（Ardnamurchan）的戈騰芬（Gortenfern）地區有一個偏僻的坎特拉海灣（Kentra Bay），又名吟歌沙灘（Singing Sands）。圖片就是通往這片沙灘必須經過的巨大松杉林步道。那裡滿是松杉的香氣，越靠近海邊，就越能聞到海水獨特的鹹味。
更多相關資訊可見：www.moidart.com/walking-ardnamurchan/singing-sands。
攝影：德瑞克・琳德（Derek Rhind）。

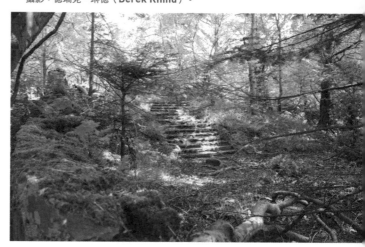

▲ 圖4　森林浴——落葉森林
這片種類豐富的落葉林位在蘇格蘭西南部琴泰岬半島（Kintryre）馬鞍灣（Saddle Day）的外圍，整體環境和氣味都和松杉林有非常大的不同。這裡充滿了芬芳的綠香與土壤氣味。藍鐘花（bluebell）雖然沒有香味，卻為這片森林創造了與眾不同的亮點。
攝影：德瑞克・琳德（Derek Rhind）。

漫步在海邊

海邊的氣味能帶來非常獨特的感官感受，這和地貌、天氣、潮汐和海水都有關係。

★參見海灣圖5、圖6。

臭氧

海邊的氣味真的很難形容，更不用說想試著定義其中的成分有哪些。多年來，人們普遍認為我們在海邊能聞到臭氧的味道——臭氧是帶有三個氧原子的分子，也被認為是海邊空氣格外清新宜人的原因。吸入高濃度的臭氧會對健康有害，而且它還帶有一種像氯一樣的氣味，每當下了雷陣雨或大豪雨之後，我們會在空氣中聞到這樣的味道；也有人認為那是類似影印機的味道。不過，現在我們都已知道，臭氧和我們在海邊聞到的氣味並沒有太大的關係；若想知道那氣味從哪來，必須從自然物環境中尋找線索。可能是沙子、鹽、海洋生物、藻類、浮游生物、海中的細菌、海草和他們的代謝產物，或是這所有元素的無數種組合可能。

二甲基硫（dimethyl sulphide，DMS）

其中一個有力的角逐者其實是一種叫做二甲基硫（dimethyl sulphide，或稱為 DMS）的氣體。這是寄生在死去的浮游生物和海草中的海洋細菌所製造出來的硫化物，會在環境中

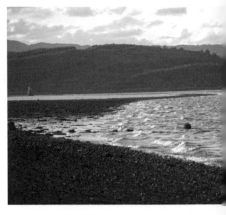

▲ 圖5 海灣沿岸
蘇格蘭的海灣氛圍真是無人可及！這是在蘇格蘭西部，靠近阿蓋爾郡法恩湖區（Loch Fyne, Argyll）的奧特費里（Otter Ferry）。在這裡可以看到綿長的淺灘上鋪滿了各式各樣的海藻。空氣清新、涼爽，當然，也飄散出新鮮海藻的氣味；完全沒有腐敗的魚腥味。
更多相關資訊可見：www.argyllsecretcoast.co.uk/viewdetails.php?id=128&rf=secret-magical-spots。
攝影：德瑞克・琳德（Derek Rhind）。

$$H_3C \diagdown \overset{\textstyle S}{} \diagup CH_3$$

▲ 二甲基硫（dimethyl sulphide，DMS）

帶來一股魚腥味和鹹腥的味道。二甲基硫會吸
引海鳥——可能是一種家鄉的氣味，或是能幫
助海鳥覓食。它也和雲的形成有關，因此在生
態系統中扮演著非常重要的角色。人類對二甲
基硫的氣味閾值很低（即容易偵測其氣味），人
們多半認為它帶有一股像高麗菜的味道（確實，
某些蔬菜被烹煮時會釋放出二甲基硫，只是很
快揮發到空氣中）。黑松露中也有二甲基硫。

　　海灣的氣味則和海草有很大的關係。例如
掌狀海帶（*Laminaria digitata*）就是英國島
嶼常見的海草，在蘇格蘭的西海岸更是多不勝
數。它的個頭巨大，有橄欖色如皮革狀的藻葉，
通常寄生在受潮水拍打的石頭底下。掌狀海帶
有一股標誌性的強烈氣味，通常在退潮，或是
被浪水沖刷到海岸上、即將腐敗時特別明顯。

常見金雀花（broom）與荊豆花（gorse）

　　某些海岸邊緣的沙丘，是常見金雀花
（broom）的棲息地，常見金雀花氣味芬芳，是
像蜂蜜般的甜香氣味；同樣屬於豆科的荊豆花
（gorse）在蘇格蘭的岸邊也長得很好，每到花
季，空氣會瀰漫著像鳳梨一樣的香氣！

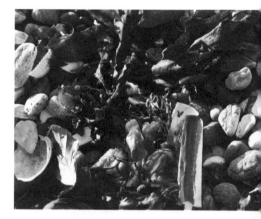

▲ 圖 6　海岸特寫岸
拿這張圖和圖 5 比較看看——你能
想像出不同的香氣嗎？這張圖的拍
攝地點在蘇格蘭高地海灘（Mellon
Udrigle），那是一個美得令人讚
嘆的海灘，能看見遠處的山景以及
西羅斯區的盛夏群島（Summer
Isles, Wester Ross）。這張特寫
照片能讓我們清楚看見海灘上的貝
類、石頭和各種不同的海藻。這裡空
氣清新，有海水的鹹味，海岸本身有
很濃的海藻與海水味，但氣味是清
新且宜人的。
更多相關資訊可見：www.visitscotland.
com/info/towns-villages/mellon-
udrigle-beach-p730881。
攝影：德瑞克‧琳德（Derek Rhind）。

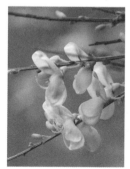

▲ 金雀花

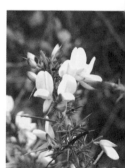

▲ 荊豆花

🌱 漫步在草地或灌木籬 🌱

　　牧場、草地或灌木籬能帶來非常特別的嗅覺體驗！或許你會聞到香雪球（*Alyssum compactum*）或芳香黃花茅（*Anthoxanthum odoratum*）香甜的氣味，這些都是美國東南部牧場和草原相當普遍的常見植物。芳香黃花茅又俗稱為香草（Vanilla grass）、聖草（Holy grass）或野牛草（Buffalo grass），有類似乾草和香草的甜香。高山茅香（*Hierochloe alpina*）的氣味也非常美妙。

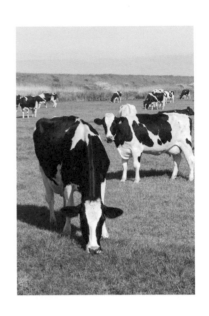

黃香草木樨

　　黃香草木樨（Sweet clover，*Melilotus offcinalis*）是一種芬芳的多年生草本植物，非常吸引蜜蜂，在草原和牧場也能長得很茂盛。黃香草木樨正如其名，它的氣味香甜，就像新割的草地一樣，同時也有車葉草（Woodruff）的氣味。繡線菊（Meadowsweet，*Filipendula ulmaria*）開花的時候，草原上會布滿它就像蜂蜜一樣濃重的甜美花香；溪邊和田野及牧場的灌木樹籬邊經常能看到繡線菊的蹤影。除此之外，你還可以找找山楂花。山楂（*Cratageus oxycantha*）是歐洲常見的樹籬植物，它迷你的小花有著雪白色的花瓣和亮粉色的雄蕊；山楂花的香氣濃郁而醉人，是一種香甜馥郁的氣息。這些帶著香氣的植物都能讓整個環境瀰漫在幸

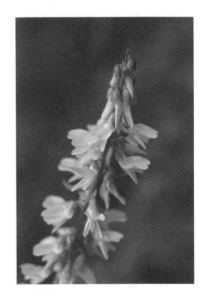

▲黃香草木樨

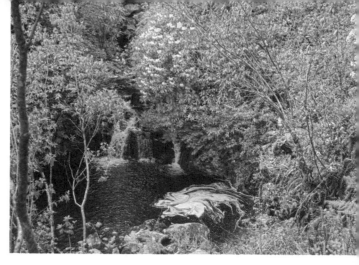

▲ 圖7　喜馬拉雅式的樹蔭花園
每到晚春，蘇格蘭西部民納德村（Minard）的克拉雷花園（Crarae Garden，靠近阿蓋爾郡法恩湖區）就會瀰漫著各種杜鵑的香氣，包括氣味濃郁且無處不在的黃杜鵑（*Rhododendron luteum*）。雖然杜鵑在視覺上本來就令人驚艷，且一年四季都有值得觀賞之處，不過若能在杜鵑開花的時候造訪，你的賞花體驗將因杜鵑花的香氣而大有不同。
更多相關資訊可見：**www.gardens-of-argyll.co.uk/gardens/crarae-garden.html**。
攝影：德瑞克・琳德（**Derek Rhind**）。

福歡快的氛圍裡，於是許多人喜歡待在有這些植物的地方也不是什麼奇怪的事了。只是對花粉症患者來說，就比較可惜了！

🌿 和花園裡的花朵們來場芳香約會 🌿

可想而知，探訪花園的經驗會因為你所在的國家，或能造訪的地區而有不同。

★參見圖7、圖8。

在歐洲，我們能盡情享受夏夜晚風中的忍冬花香氣（包括圓盾狀忍冬〔*Lonicera periclymenum*〕和蔓生盤葉忍冬〔*L. caprifolium*〕）以及夜花紫羅蘭無人能敵的芬芳，或是小小的茉萸花那香甜瀰漫的氣息。還有香氣馥郁的丁香花，以及氣味柔軟、像丁香般的香石竹（包括康乃馨〔*Dianthus caryophyllus*〕和常夏石竹〔*D. plumarius*〕等品種）；此外還有華麗登場的芍藥（有幾個芍藥品種帶有花香）、百合（試試聖母百合〔*Lilium*

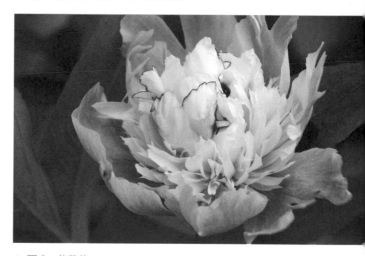

▲ 圖8　芍藥花
這張芍藥花的特寫是一個非常戲劇性的範例，能讓我們看到視覺和嗅覺是如何關連在一起。這朵芍藥的品種是 *Paeonia lactiflora* 'Sorbet'，花朵中央的花瓣帶著深莓色的邊緣，外圍是一圈粉紅色的花瓣，而相隔在中間的，則是一環羽狀的奶油色花瓣。這朵花就像是一個香草覆盆子口味的甜點……說不定是個冰淇淋；而它的香氣也確實非常香甜，恰恰令人聯想到這樣的口味！
攝影：德瑞克・琳德（**Derek Rhind**）。

candidum〕和某些歐洲百合〔又稱頭巾百合，Turk's caplily〕的氣味）；當然，還有無數種玫瑰的美妙香氣！如果可以的話，建議你找一種帶有香氣的雜交茶香玫瑰（例如香雲〔Fragrant Cloud〕），然後和某些「經典老牌玫瑰」（例如千葉玫瑰等「捲心玫瑰」，或是大馬士革玫瑰）的香氣做比較。除此之外，我們還有許多香氣醉人的春花——例如水仙和風信子，還有花葉都帶著特殊香氣的黑醋栗。

氣候溫暖的地區也有各式各樣芬芳的花朵——例如茉莉、小蒼蘭、梔子花、晚香玉、樹蘭、橙花、金合歡（*Acacia farnesiana*）、銀合歡（*Acacia dealbata*）等；或許你還能一親熱帶花朵的芳澤，例如緬梔花、玉蘭花和露兜花等。有時候，拜訪花農也能讓你獲得出其不意的寶藏……。

❦ 從香草園到廚房 ❦

古代有香草園專門種植各種藥用、做瀰漫香用的藥草，和吸引蜜蜂的植物。如果在你附近沒有方便探訪的香草園，你可以在園藝中心或花市找到香草盆栽。烹飪中常用的香草有很多，我非常建議花點時間好好品賞新鮮香草的氣味——例如各種羅勒或九層塔、月桂、芫荽（香菜）、蒔蘿、檸檬香蜂草、甜馬鬱蘭、各種薄荷、野馬鬱蘭（牛至）、巴西里、迷迭香、各種鼠尾草、龍艾和各種百里香等。一旦你熟悉了各種香草的氣味，就可以準備進廚房，繼續下一階段的嗅覺之旅！

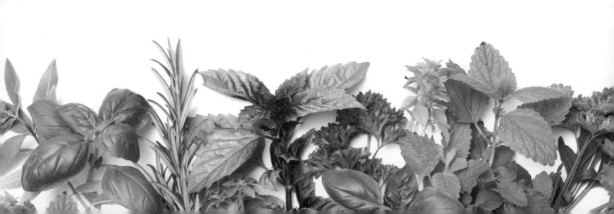

激勵感官
香氣豐富的嗅覺料理體驗
Stimulate Your Senses with an Olfactory Culinary Experience

這是重新啟動嗅覺的最後一步，這個階段特別強調的是味覺和嗅覺的連結。你可以根據自己接觸到的香草種類來決定菜色，在烹煮的過程中，花點時間把香氣和味道連結起來。要記得，我們是用所有感官在品嘗食物，因此，特別留意香草和香料能如何讓食物一眼看見就令人食指大動。你會發現，你開始在吃飯的時候也變得時時留心——這可是件很好的事！當你使用綜合香草束——例如常見的西式香草束，或是西班牙菜系常用的巴西里／檸檬／大蒜，或是泰式料理會用的檸檬香茅和辣椒等等——你能分辨出不同香草或香料的氣味嗎？檸檬和其他柑橘類水果的果汁和果皮經常和香草

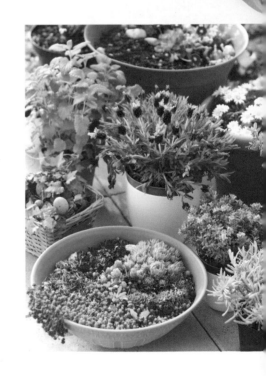

一起用來調味，所以可以把這些水果也列入你的觀察對象當中。

香料料理氣味

香料能讓食物的氣味更鮮明有趣。烹飪用的香料通常是乾燥的，如果能稍微乾炒一下，或是現用現磨，將更能散發出它獨有的氣味（當然，或許你的食譜已經教你這麼做了）。透過香料的使用，你真的能把香氣的世界帶進廚房當中。首先，花點時間品賞每一種香料的氣味，接著，帶著你選擇的食譜，開始烹煮，並且時時把食物的香氣和味道連結在一起。可以探索的香料實在太多了，不過，在香氛界和料理界都同樣扮演著重要角色的香料有：黑胡椒（除此之外還有很多種胡椒可供享用）、藏茴香籽、荳蔻、芹菜籽、肉桂枝（桂皮）、丁香花苞、芫荽籽、小茴香籽（孜然）、甜茴香籽、葫蘆芭籽、薑、杜松漿果、黑種草籽、肉荳蔻、多香果、藏紅花、八角茴香、薑黃和香草莢等。

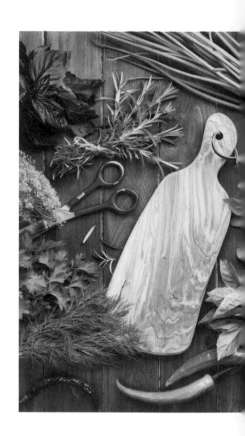

這個階段要做什麼、要怎麼做完全由你自己來決定；這部分的活動目的是幫助你在日常生活中也能完全沉浸在嗅覺體驗當中。除此之外，嗅聞精油和芳香植物精華的部分也可以一起並行。

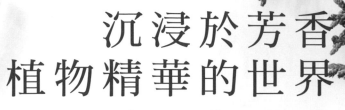

沉浸於芳香
植物精華的世界

Immerse Yourself in the
World of Aromatic Plant Extracts

如同先前提到的，你並不需要嚴格按照本書第二部的介紹順序來體驗香氣，你也不是非得聞過本書提到的每一種精油或原精才行。你只需要盡可能讓自己在有機會的時候，去拓展和分享你的香氣體驗就可以了。我在書中已經多次提到紀錄的重要性。你可以像寫日記一樣把你的香氣體驗記在本子裡，這或許是最容易維持的一種做法。不過，如果你把自己的觀察用 Excel 表格或是類似的電子檔案記錄下來，你的筆記就會有更清楚的架構。這麼一來，你就可以按照自己的想法去安排、組織你的嗅覺體驗，當出現進一步的體會時可以隨時增補，並且用你自己覺得容易且有意義的方式來維護。

最重要的是，時時對自己的感覺保持覺知、留心注意，並且向美妙的香氣世界敞開你的心，允許它成為你的一部分，然後不吝和他人分享，讓香氣豐富你的人生。

芳香植物精華的香氣類型與特性

下表內容是來自 Williams（1980 與 2000）、Lawless（2009），以及作者本人的觀察。

香氣類型	香氣特徵	例子
茴香（Anisic）：一種類似茴香的氣味。	通常帶甜味或醚類的味道。	茴香調的氣味出現在**八角茴香、龍艾與甜茴香（精油）**，此外**神聖羅勒（突西羅勒）**與**熱帶羅勒（精油）**也有類似的氣味。茴香調的氣味通常來自酚醚類的成分。
香脂（Balsamic）：一種像香草的氣味，有平撫人心的作用，通常是香氣的後調。有時候也伴隨著樹脂或香料的附屬調性。	甜香，且（或）溫暖、圓潤。	香脂調的氣味出現於**安息香（樹脂）、勞丹脂（樹脂與原精）、紅沒藥（樹脂）、祕魯香脂、妥魯香脂、香草（原精）和可可（原精）**。
樟腦（Camphoraceous）：一種像樟腦的氣味，帶一點藥味，香氣中也可能有薄荷醇或尤加利的元素。	藥味、辛辣、刺激。	從**本樟（樟樹）（精油）**可以聞到典型的樟腦調；不過，許多來自「白千層屬」的植物精油也帶有樟腦的氣味，例如**綠花白千層、白千層**與**茶樹（精油）**。有些草本類精油，例如**穗花薰衣草**也帶有樟腦味，另外某些**尤加利和迷迭香（精油）**也帶有樟腦香。

香氣類型	香氣特徵	例子
焦糖（Caramel）：一種類似燒焦的糖的氣味，帶有香脂的特徵。	甜香、溫暖。	**晚香玉**雖然是濃重的花香，但也伴隨著焦糖調的氣味。
桉樹（Cineolic）：像尤加利的氣味。	藥味、容易擴散。	多數「藥用」的尤加利精油的主要成分都是 1,8- 桉油醇，這個氧化物成分就是尤加利那標誌性氣味的來源。
柑橘（Citrus）：柑橘類果皮的味道。此外，檸檬調也歸在柑橘調當中。	清新、清淡、清爽，有時伴隨著一點苦味。檸檬調可能是甜香，帶水果味、玫瑰味或刺激、粗獷的。	典型的柑橘調出現在柑橘類精油（果皮萃取）的前調——例如**佛手柑、枸櫞、青檸果、葡萄柚、檸檬、萊姆、橘(桔)、苦橙、甜橙**與**柑**等。 檸檬調則出現在**山雞椒（精油）**（甜香、果香）；**檸檬尤加利與香茅（精油）**（刺激的、帶有玫瑰香氣的檸檬味）；**檸檬香茅**（精油）（刺激、粗獷的）；以及**檸檬馬鞭草（精油）、青檸葉（精油）**，和**薑（精油）**的前調等。
松杉（Coniferous）：松杉樹、針葉、樹脂、毬果與漿果的氣味；可能伴隨著樟腦、草葉與樹脂調。	清新、有活力，但也可能讓人感覺像消毒劑，因為消毒劑經常出現類似的氣味。	所有的松杉樹都有松杉調，不過最顯著的氣味出現在冷杉、雲杉與松樹類精油。類似消毒劑的氣味是來自 α- 與 β- 松烯。**大西洋雪松**氣味溫暖，帶有樟腦和柔軟的花香調；**維吉尼亞雪松**溫和、無甜味，帶有木質／香脂的氣味；**絲柏**與**杜松**則更偏樹脂調。
土壤（Earthy）：像潮濕的泥土；清新，但有細微的植被及濕黴味。	可以用「飽滿」、「潮濕」和「麝香味」來形容。	有幾種精油帶有土壤香調，例如**穗甘松、廣藿香**與**岩蘭草**。

香氣類型	香氣特徵	例子
糞便（Faecal）：像排泄物的氣味。	雖然這樣的氣味在未經混摻的情況下可能令人噁心，某些精油及原精中確實帶有一絲這樣的味道。	在某些吲哚類的花香原精中可能出現類似糞便的氣味；吲哚是一種微量存在的成分。這類原精包括：**茉莉（原精）、橙花（原精）與白玉蘭（原精）**等，這樣的氣息為這些花香更增添了一種「天然」的元素。
花香（Floral）：花的氣味，可能是單一種花，或是一把花束的香氣。其中的香氣類型包括玫瑰、吲哚（白花）、如茉莉、熱帶花朵、風信子、如百合、如紫羅蘭等。伴隨的香調可能有草葉、果香、香料、柑橘、草本、焦糖、蜂蜜與蠟質等。	由於花香調的範圍非常廣，許多形容詞都適用其中。包括:甜香、柔軟、飽滿、強烈、迷醉、濃重、清淡、細緻、清新等。	玫瑰香：**奧圖玫瑰（精油）、玫瑰（原精）**，以及**玫瑰天竺葵（精油與原精）**。 吲哚香：**茉莉（原精）、小花茉莉（原精）、橙花（精油）與橙花（原精）、晚香玉（原精）、白玉蘭（原精）**。 熱帶花香：**依蘭（精油）、黃玉蘭（原精）**（帶果香的花香）、**梔子花（原精）、緬梔（原精）**。 如紫羅蘭：**紫羅蘭花（原精）、鳶尾草根**（也帶花香和木質香）。
果香（Fruity）：一種可食用水果的氣味，不限於柑橘類。其中的香氣類型還包括乾果、葡萄乾、梨、桃李與蘋果等。	甜香、酸、鮮明、圓潤、香醇、清新。	果香調可以在**茉莉（原精）、緬梔（原精）、萬壽菊（精油）、真正薰衣草（精油）與丁香花苞（精油）**當中聞到。 乾果、葡萄乾與桃李香調則可以在花香類的**桂花（原精）**中找到。 蘋果香調出現於**羅馬洋甘菊（精油）**和**萬壽菊（精油）**。 **黑醋栗芽苞（原精）**有果香，但最主要的香氣屬於綠香調，並帶有一絲「貓味」。

香氣類型	香氣特徵	例子
綠香(Green)：像壓碎的草葉、豆莢裡的鮮豆仁、小黃瓜、切碎的青椒的氣味。	清新、清涼、清淡、鮮明。	**紫羅蘭葉(原精)**就是非常典型的綠香調，此外，**白松香(精油及原精)**也是(但同時還帶有麝香與土壤氣味)。 綠香調也出現在許多草本精油中，尤其**薄荷類精油**與**天竺葵(精油)**都是花香／玫瑰香中，伴隨著綠香／薄荷香的例子。
乾草(Hay)：如草葉在陽光下曬乾的味道，令人想起鄉間的氣息；是鄉野家族的典型氣味。伴隨著香調包括椰子、綠香。	溫暖、香醇、甜香。	乾草調的來源是一種草葉、苜蓿與零陵香豆含有的成分──香豆素(合成的版本)，在香水業經常使用。 **乾草(原精)**是最典型的乾草氣味。 **零陵香豆(原精)**是帶有乾草調的香脂(香草)氣息。 **真正薰衣草、義大利永久花、鷹爪豆**與**橡樹苔(原精)**也都伴隨著乾草的氣味。
草本(Herbaceous)：是藥用及料理用芳香植物的氣味。伴隨的香調通常包括綠香、木質，有時也有花香、薄荷、茴香或菸草。	鮮明、辛辣、穿透力強、清新、清淡。	**鼠尾草(精油與原精)、百里香(精油與原精)、艾屬植物(精油與原精)、快樂鼠尾草(精油與原精)**，以及**迷迭香、甜馬鬱蘭**和**薰衣草(精油)**，都是典型的草本香氣。 **迷迭香**和**甜馬鬱蘭(精油)**有清新、辛辣的氣味。 **薰衣草(精油)**是清淡的草本香氣，帶有花香和木質香調。 **百里香(原精)**與**快樂鼠尾草(精油)**是溫暖、菸草調。 **檸檬香桃木**伴隨著檸檬香調。 **月桂(原精)**是帶有綠香的草本香，同時伴隨茴香調，羅勒精油亦然。

香氣類型	香氣特徵	例子
蜂蜜（Honey）：讓人想起蜂蜜的甜香；可能有隱約的花香。	甜香、圓潤。	香水中的蜂蜜氣息是來自**蜂蠟（原精）**，蜂蠟的氣味香甜、圓潤、有蜂蜜味，同時也有蠟質調。 某些花香可能也伴隨著蜂蜜香，例如**晚香玉（原精）**、**野薑花（原精）**、**菩堤（椴花）（原精）**與**義大利永久花（原精）**。
藥香（Medicated）：令人聯想到傳統外用藥的氣味；包括樟腦、薄荷、冬青、桉樹、萜烯與百里香酚的氣味。	穿透力強、擴散性強、辛辣、根據聯想到的對象，可能出現「溫暖」或「清涼」的感覺。	**本樟（樟樹）（精油）**帶有樟腦味，一般來說，樟腦調被認為是溫暖的。相對地，薄荷調被認為是清涼的。**藍膠尤加利**帶有桉樹調，**杜松漿果（精油）**是萜烯調，**百里香（精油）**則是百里香酚調。 **冬青**香調的來源是一種芬芳的酯類 —— 水楊酸甲酯（methyl salicylate）。
薄荷（Minty）：薄荷的氣味。通常伴隨著綠香、草本與薄荷香調。	清新、穿透力強、鮮明、提神、清淡。	**綠薄荷**與**胡椒薄荷（歐薄荷）（精油）**有典型的薄荷氣味，鮮明且具穿透力。**薄荷（原精）**的氣味可能較圓潤。 在草本調，如**胡薄荷（精油）**及花香調，如**天竺葵（原精）**中也可能出現薄荷調。
苔蘚（Mossy）：令人想起森林地與植被的氣味。可能伴隨的香調包括綠香、濕霉、土壤與木質香調。	深邃、飽滿、自然。	苔蘚香調的植物來源是長在橡樹、松杉樹皮上的地衣（一種由真菌和藻類共生而來的生物），分別能萃取出**橡樹苔原精**與**樹苔原精**。 典型的苔蘚氣味是柑苔香與馥奇香（蕨類香）的重要元素。

香氣類型	香氣特徵	例子
油脂（Oily）：油脂味經常和「脂肪」（fatty）這個字一起出現，不過兩者之間還是有些許不同。油脂香是一種類似固定植物油的香氣，例如亞麻籽油。	香氣微弱，不是主要氣味。	油脂香出現在**檸檬香茅（精油）**和**大西洋雪松（精油）**中，而脂肪香（更圓潤、更飽滿的中調）則可能出現在**茉莉（原精）**的香氣中。
胡椒（Peppery）：像是現磨黑胡椒的氣味；是一種木質／香料的味道。	溫暖、無甜（相對於甜香）、清新。	**黑胡椒（精油）**是典型的胡椒香氣。胡椒香是一種令人振奮活潑的氣味，也出現在**佛手柑**當中；這樣的氣味或許是來自其中共同的成分——萜品烯-4-醇。**芫荽籽（精油）**的氣味中有胡椒香。
樹脂（Resinous）：樹木的樹脂或滲出物的氣味，伴隨的香調包括香脂和松杉調。	清新、甜香、乾淨。	**乳香（精油）**帶有樹脂香氣，以及前調中一種典型的、像松樹般的松杉氣味和檸檬香氣。沒藥也是樹脂香，但同時也有香脂、甜香、香料和藥香。**安息香**是一種典型的香脂，但是有樹脂的特質。**杜松漿果（精油）**的香氣有松杉、甜香、清新和樹脂的氣味，但是沒有松樹般像消毒水的氣味。大部分的松杉樹都有樹脂香氣。

香氣類型	香氣特徵	例子
玫瑰（Rosy）：令人聯想到玫瑰的氣味，不過玫瑰香調並不一定來自玫瑰。伴隨的香調包括花香、草本、綠香、香料和木質。	甜香、清淡、溫和、飽滿。	**奧圖玫瑰（精油）**是典型的**玫瑰**香氣，加上蠟質的前調。其他帶有玫瑰香氣的芳香材料包括**天竺葵**（綠香、玫瑰）、**玫瑰草**（一種帶有玫瑰草本香氣的草葉）、**義大利永久花**（飽滿、甜香、玫瑰、蜂蜜）、**花梨木**（花香、玫瑰、木質、溫和），以及**聖檀木**（木質、圓潤、溫和、香脂）。
煙燻（Smoky）：從遠方聞到悶燒木塊或葉片的氣味。	深邃、芬芳。	**絲柏（精油）**是帶有煙燻味的木質、樹脂、香脂香氣。**岩蘭草（精油）**是隱約有股煙燻味的土壤、木質、根部、綠香味。
香料（Spicy）：烹飪用香料的氣味。有時伴隨著木質香調。	辛辣、溫暖、無甜味、香甜——香料有無數的種類，因此氣味特質也難以盡述（可見右側例子）。	**藏茴香**（甜香）、**荳蔻**（桉樹的前調）、**肉桂皮**與**肉桂葉**（強烈、甜香、溫暖、花香或果香）、**丁香花苞**（果香、木質）、**芫荽籽**（清淡、木質）、**薑**（檸檬、溫暖、木質、辛辣）、**肉荳蔻**（溫暖、像松樹、醚）、**多香果**（甜香、溫暖、像丁香、草本）、**薑黃**（清新、香料、木質）。
菸草（Tabac）：像是半乾的菸斗菸絲的味道。伴隨的香調包括乾草和綠香。	甜香、辛辣、飽滿、溫暖。	**菸草（原精）**是最典型的菸草香氣。除此之外，在**德國洋甘菊（精油）**的殘香，以及**快樂鼠尾草**的中調中，也可以察覺到菸草香。

香氣類型	香氣特徵	例子
蠟質（Waxy）：像是石蠟或蜂蠟的氣味，通常是伴隨的香調。	柔軟、飽滿、溫暖。	**蜂蠟（原精）**就帶有蠟質香，而**茉莉（原精）**的殘香和**奧圖玫瑰**的前調中，也有蠟質的氣味。
冬青（Wintergreen）：冬青精油獨有的藥香味。	強烈、穿透力強、瀰漫。	**冬青（精油）**是典型的冬青香調，**甜樺（精油）**也是。這股特殊的藥香主要來自其中的主要成分——水楊酸甲酯。花香濃郁、瀰漫的**依蘭（精油）**中也含有少量；雖然比例不大，仔細嗅聞依然可以察覺其中的冬青香調。
木質（Woddy）：異國樹木的香氣。可能伴隨的香調包括香脂、樹脂、花香和樟腦。許多香料和根部類精油都帶有木質香氣。	關於木質香氣有許多形容詞——柔軟、溫和、甜香。	或許最重要的一種木質香氣就是真正的**檀香（精油）**了（柔軟、甜香、溫暖，有些人認為有一股令人頭暈的尿味）。**聖檀木**和**花梨木**則是香甜溫和的香脂氣味，帶有花香／玫瑰的香氣。

關於化學成分的二三事

揮發油和萃取方式

芳香植物的香氣是來自含有次級代謝物的揮發油（volatile oils）——次級代謝物與植物的生長發展無關，但在生物和生態方面扮演著重要的角色，其作用還有許多都尚未有明確的定義。植物的揮發油儲存在特殊的細胞當中，而這些細胞可能位在植物的各種不同部位。揮發油經常出現在花朵，但也可能出現在葉片、樹皮、果實和種子；此外，也可能出現在莖和根等木質的部位（Williams 1996）。我們可以透過物理的方式萃取這些揮發油，例如以冷壓榨法處理柑橘類的果皮，將植材浸泡在液態油或脂肪裡，或是用水蒸餾或蒸氣蒸餾法來收集精油。透過溶劑萃取法將得到所謂的凝香體和原精，這是萃取花香類揮發油的常用方式，例如茉莉。有時候，超音波萃取法（ultrasonic extraction）會比溶劑萃取法更好，因為它以破壞細胞的方式，釋放出揮發油，因此萃取的效率能大大提高。最新的萃取技術還有真空微波水蒸餾法（vacuum microwave hydro-distillation，VMHD），所萃取的精油不會經過高

溫破壞；此外還有超臨界流體萃取法（supercritical fluid extraction，SFE），這種萃取法能萃取出非常接近植物天然香氣的揮發油，因為其中使用的溶劑（通常是二氧化碳）的臨界溫度在相當接近常溫的 31℃，因此萃取出來的產品不會受到溫度或化學方面的影響（Tonuttiand Liddle 2010）。

綜觀揮發油

揮發油的化學組成是多元且複雜的，不過，其中成分大致可以分成兩類：萜烯（terpenes）和萜烯類化合物（terpenoids），以及苯丙烷類化合物（phenyl propanoids）。萜烯和苯丙烷兩者都是以碳原子和氫原子為架構排列而成的分子，也都共同屬於碳氫化合物（hydrocarbons）。一般來說，萜烯和萜烯類化合物由鏈狀、環狀或帶短鏈的環所組成，有些甚至還有「被連接起來」（bridged）的碳架構；苯丙烷類化合物的特色是分子結構中含有一種特殊的環，通常稱為「芳香環」或「苯環」。萜烯和萜烯類化合物，以及苯丙烷類化合物，能衍生出許許多多的其他分子，這些分子又叫做它們的衍生物——這些衍生物在結構中至少帶有一個氧原子，因此又被稱為氧化衍生物。而這些衍生物當中，有某些還能繼續形成其他的化學物質。因此，揮發油的化學組成確實是一個相當複雜的狀況。在此，我僅打算簡單地介紹某些常見分子，並討論它們與氣味的關係。

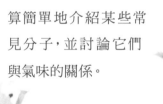

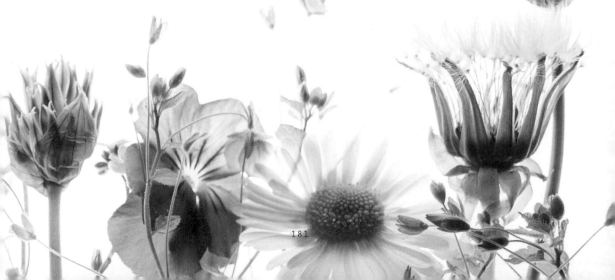

萜烯和萜烯類化合物，以及苯丙烷類化合物這兩個成分類別的區分，和它們在植物內部的生物化學形成途徑有關；而這兩大類底下，還有許多次分類。這些次分類中的成員，是因為有相近的分子組成而歸類在一起。在化學和生物學的領域中，有一個基本的原則，就是結構能決定功能。也就是說，這些分子的結構（例如其中攜帶的原子，以及原子的排列方式，包括原子間的鏈接類型）會直接和分子的作用、化學屬性、療癒特質、潛在危險有關⋯⋯想當然爾，也和它的氣味有關。

萜烯和萜烯類化合物

萜烯和它的衍生物，也就是萜烯類化合物的名稱，是來自「松脂」（turpentine）這個字，這多少能說明這類分子源自何處。

香水前調──單萜烯

松烯（pinene）是存在於許多松杉類樹木中的單萜烯（帶 10 個碳原子的分子），松烯有典型的清新、松樹、杉樹氣味。有時你會看到松烯前面帶有 α- 或 β- 等前綴，這表示松烯這個分子有兩種存在的形式，又叫做同分異構物（isomers）。也就是說，這兩種分子的組成原子完全一樣，只是組成的方式稍微有所不同；舉例來說，α- 和 β- 松烯的差別只是雙鍵的位置不一樣。此外，檸檬烯（limonene）也是一種常見的單萜烯，它的氣味是扁平的柑橘香氣，通常出現在柑橘類果皮萃取的精油當中。你會發現檸檬烯也有兩種，分別是 d-（右旋）和 l-（左旋）檸檬烯；同樣地，這也是同分異

構物，不過，是光學異構物(optical isomerism) 的例子。也就是說，右旋和左旋檸檬烯彼此的組成是對方的鏡像，就像看著你的右手和左手一樣。一般來說，光學異構物的氣味不會是一樣的。以檸檬烯來說，許多柑橘類精油含有的右旋檸檬烯是一股微弱的柑橘／檸檬香氣，而左旋檸檬烯則是更像松節油的味道。單萜烯成分通常出現在柑橘和松樹精油的前調當中。

香水後調——倍半萜烯

倍半萜烯是一種更大的萜烯分子，帶有 15 個碳原子。由於這些成分分子較大，因此也比較重，不會像單萜烯那樣容易揮發；倍半萜烯通常出現在後調氣味中。倍半萜烯的名稱通常和它的來源有關，例如檀香中的檀香烯(同樣有 α-和 β-兩種同分異構物)，以及薑中的薑烯。

萜烯類化合物（又稱氧化衍生物）

植物中的萜烯類化合物是從單萜烯或倍半萜烯中衍生而來。由於這些分子含有氧原子，因此又稱為氧化衍生物——這類物質是精油成分的大宗。氧原子是分子中某一個小群體的成員，這些小群體又叫做官能基；官能基的重要性不僅在於區分不同的分子種類，同時也說明了該成分的特質。

常見的單萜烯化合物有：

• **單萜醇：** 包括帶清淡溫和花木香的右旋沉香醇，這是薰衣草等許多精油的成分；還有天竺葵的牻牛兒醇。

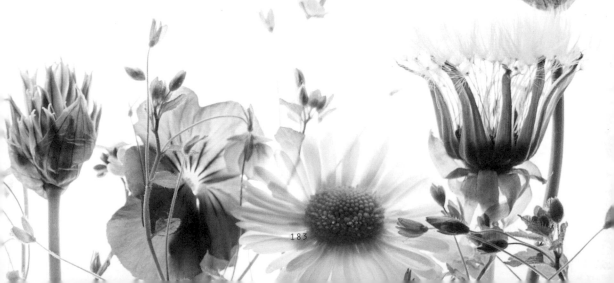

· **醛　類**：檸檬醛[15]屬於醛類，檸檬醛有刺激的檸檬味，出現在檸檬香茅精油當中；此外，香茅醛則是柑橘和玫瑰的氣味，是山雞椒和檸檬尤加利含有的成分。

· **酮　類**：是另外一種單萜烯化合物，其中薄荷酮有穿透力強的清涼薄荷味，出現在胡椒薄荷（歐薄荷）當中；左旋藏茴香酮同樣也有類似薄荷的氣味，它出現在綠薄荷當中；然而，同分異構物右旋藏茴香酮則帶有藏茴香的氣味，出現在藏茴香精油中。

· **酯　類**：也是一種從單萜烯衍生而來的成分。其中包括羅馬洋甘菊當中含有的氣味如草本、果香、像蘋果一樣的酯類；以及被大量研究的乙酸沉香酯（從沉香醇衍生而來），它帶有清新、清淡、草本、水果的香氣，是真正薰衣草、快樂鼠尾草和佛手柑精油中的主要成分；另外還有乙酸牻牛兒酯（從牻牛兒醇衍生而來），帶有香甜的玫瑰、水果香氣。

· **倍半萜醇**：倍半萜烯化合物的例子包括有倍半萜醇。常見的有檀香中的 α- 和 β- 檀香醇，氣味是溫和的木質香；以及維吉尼亞雪松中的雪松醇，氣味是微弱的木質香；另外還有廣藿香中帶有像廣藿香一樣、草本氣息的廣藿香醇。這些成分都和來源植物精油的氣味有顯著的相關。

---

15. 更複雜的是，檸檬醛其實是兩種醛類——橙花醛和牻牛兒醛——的統稱！因為檸檬醛是牻牛兒醛和橙花醛結合後的自然產物。

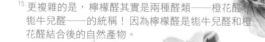

苯丙烷類化合物

苯丙烷類化合物是透過另外一種途徑生成的分子，這是一個成分相當多元的類別，但其中的每一個分子都擁有一個共同的標誌性特色——分子結構中都帶有「芳香環」。雖然苯丙烷類化合物的數量不像萜烯類化合物那麼多，它們卻都有耐人尋味的香氣和特質。例如丁香花苞中像香料、像丁香一樣的丁香酚（一種酚類）；玫瑰裡氣味宜人，像玫瑰又像風信子的苯乙醇（一種芳香醇）；以及甜茴香和八角茴香中氣味香甜、像醚一樣的反式洋茴香腦[16]（一種酚醚類）。此外，還有許多芳香酯類（苯基酯），通常出現在花香類精油，例如茉莉和晚香玉，以及冬青精油中的水楊酸甲酯；另外還有芳香醛，如肉桂中的肉桂醛，以及安息香和香草中的香草醛。

除此之外，我們偶爾會發現成分中有幾種罕見但能對整體香氣帶來重要影響的分子；

· **氮化合物**　包括含氮化合物，例如為白松香精油帶來鮮明綠香調的吡嗪（pyrazines），以及在橘（桔）精油中發揮花香／果香或魚腥味的鄰氨基苯甲酸（anthranilates）。

· **硫化合物**　此外，某些精油中也有含硫化合物，例如大蒜和洋蔥，這些分子的氣味非常強烈、擴散性強且辛辣，雖然不適合用在香水中，但在料理調味上卻有極大的用處；這些成分通常也有殺菌防腐的效果。黑醋栗花苞原精中，也有一種叫做 4- 甲氧基 -2- 甲基 -2- 丁硫醇的成分，它的氣味很容易被人體偵測到，即使稀釋到一萬億仍可被聞出來！

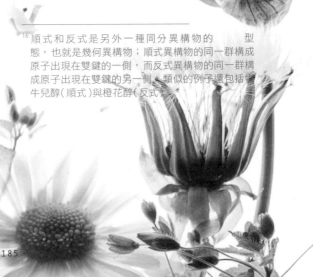

---

[16] 順式和反式是另外一種同分異構物的　　　型態，也就是幾何異構物；順式異構物的同一群構成原子出現在雙鍵的一側，而反式異構物的同一群構成原子出現在雙鍵的另一側。類似的例子還包括牛兒醇（順式）與橙花醇（反式）。

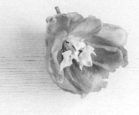

教材三
建立香調

準備香調（4 種香氣組合）

我不會在這裡提供配方比例。建立香調很簡單──將 2 種、3 種或 4 種香氣組合在一起就可以，這些準備好的香調可以成為一塊塊「磚石」，幫助你堆疊出更複雜曼妙的香氣。體驗是學習過程的一部分，這個段落的目的並不是要提供處方讓你照表操課。準備建立香調時，首先準備好試香紙，然後將──沾好香氣的試香紙放在一起嗅聞，讓你對這些香氣的組合有初步的印象；或者也可以在一張試香紙上滴入你想組合的多種香氣。

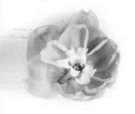

STEP1

稀釋

你也可以用無香的植物油（例如荷荷芭油）預先稀釋好某些香氣。對於某些香氣分外強烈的材料而言，這能讓你透過適當的稀釋濃度，呈現出更接近它們天然香氣的氣味。這些稀釋過的油本身就是一種簡單的香水。

安全使用
務必記得，若要接觸皮膚需注意安全禁忌，因為某些芳香精華有光敏性（塗擦之後接著曬太陽可能會有燒灼感），或者會刺激皮膚、造成過敏（可能引發皮膚的過敏反應）。因此，記得用上你的常識和警覺心。某些樹脂溶液質地很黏稠，可能不適合塗在皮膚上。

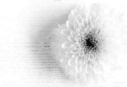

STEP2 用荷荷芭油調製香氛

　　首先，在紙上寫下你的配方——想好後調、中調和前調要用哪些香氣組成，確保其中有銜接這三種香氣和弦的橋梁，能讓整體香氣緊密結合在一起。當你用植物油準備香氛時，可以用 1：1：1 的比例調和前調、中調和後調，因為植物油會延遲揮發的速度。

前調
1

中調
1

後調
1

STEP3 準備工具

　　你會需要一個有刻度的玻璃燒杯（20 ml 左右就可以）、玻璃滴管、一個 15 ml 的滴管瓶、一支玻璃攪拌棒，以及用來識別的標籤。如有用到膏狀的原精也可以先溫熱好，以備屆時取用；調配時可以用玻璃攪拌棒的尖端沾取，當作是一「滴」。

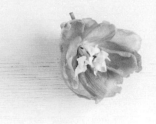

STEP4 製作方法

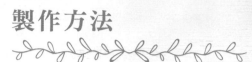

1. 以量計算：若要調製 10% 的濃度，需要差不多 30 滴的芳香植物精華，然後加入荷荷芭油到 15ml 的刻度。

2. 首先，加入後調和弦，至多 10 滴。一邊調和，一邊時時嗅聞。

3. 接著，加入中調和弦（同樣也是 10 滴），一邊調和，一邊時時取樣嗅聞，因為隨時都還有調整的空間。

4. 最後，加入前調和弦。一樣，一邊調和一邊仔細嗅聞，因為你所加入的每一滴，都會讓整體香氣變得不同！

TIPS

保持專注，充分利用你的嗅覺感知，讓這些香氣體驗寫入你的嗅覺記憶中。由於精油的滴數並不是一種非常精確的測量方式，所以還有空間做些微調，那並不會使濃度改變太多。因此，你可以再多加幾滴現有的精油來調整（至多 5 滴），或甚至在你覺得需要時加入新的香氣。這是一個感知與學習的過程；這就是香氣之旅的一部分。而且，別忘了把調入的成分與用量精準記錄下來，以供日後參考……。

結論

　　當你決定調配芳香配方，你會發現，調配好的香氣會隨時間慢慢「熟成」。如果調配在深色玻璃瓶，並存放在陰涼處，應該能良好的保存起來。荷荷芭油是比較建議使用的基底油，因為它並不容易氧化——相較於其他的植物油，它更不容易變質。

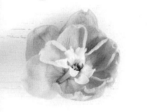

簡單的香氣和弦範例
（2種、3種或4種香氣組合）

- 佛手柑（精油）＋芫荽籽（精油）。
- 胡蘿蔔籽（精油）＋芫荽籽（精油）。
- 丁香花苞（精油）＋玫瑰（原精）。
- 白松香（精油）＋黑醋栗花苞（原精）＋羅馬洋甘菊（精油）。
- 白松香（精油）＋黑醋栗花苞（原精）＋風信子（原精）。
- 乾草（原精）＋香草（原精）＋菸草（原精）＋可可（原精）。
- 茉莉（原精）＋藏茴香（精油）。
- 茉莉（原精）＋芹菜籽（精油）。
- 茉莉（原精）＋玫瑰（原精）＋雪松（精油）。
- 勞丹脂（樹脂溶液）＋茉莉（原精）。
- 菩提（椴花）（原精）＋萊姆（精油）。
- 銀合歡（原精）＋黑醋栗花苞（原精）＋可可（原精）。
- 廣藿香（精油）＋玫瑰（原精）。
- 廣藿香（精油）＋茉莉（原精）。
- 檀香（精油）＋玫瑰（原精）。
- 檀香（精油）＋茉莉（原精）。
- 檀香（精油）＋白玉蘭（原精）。
- 晚香玉（原精）＋芹菜籽（精油）。
- 晚香玉（原精）＋小茴香（精油）。
- 香草（原精）＋玫瑰（原精）。
- 特級依蘭（精油或原精）＋佛手柑（精油）＋檸檬（精油）＋白松香（精油）。

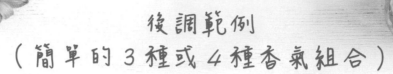

後調範例
（簡單的 3 種或 4 種香氣組合）

- 安息香（樹脂溶液）＋檀香（精油）＋妥魯香脂（樹脂溶液）。

- 安息香（樹脂溶液）＋黑胡椒（精油）（能銜接到前調）＋多香果（精油）。

- 安息香（樹脂溶液）＋沒藥（原精）＋檀香（精油）＋岩蘭草（精油）。

- 乾草（原精）＋勞丹脂（樹脂溶液）＋紅沒藥（樹脂溶液）。

- 乾草（原精）＋真正薰衣草（原精）＋菸草（原精）。

- 勞丹脂（樹脂溶液）＋香草（原精）＋乳香（精油）（能組成「像龍涎香」的氣味）。

- 勞丹脂（樹脂溶液）＋岩蘭草（精油）＋安息香（樹脂溶液）。

- 橡樹苔（原精）＋檀香（精油）＋廣藿香（精油）（這是柑苔香的後調，再加上花香的中調和佛手柑為主的前調就能完成）。

- 廣藿香（精油）＋檀香（精油）＋勞丹脂（樹脂溶液）。

- 妥魯香脂（樹脂溶液）＋香草（原精）＋紅沒藥（樹脂溶液）。

- 香草（原精）＋檀香（精油）＋廣藿香（精油）＋可可（原精）（飽滿的香脂／木質／土壤氣息）。

- 香草（原精）＋妥魯香脂（樹脂溶液）＋檀香（精油）。

- 岩蘭草（精油）＋菸草（原精）＋廣藿香（精油）。

中調範例
（簡單的 3 種或 4 種香氣組合）

- 黃玉蘭或白玉蘭（原精）＋茉莉（原精）＋肉荳蔻（精油）。

- 快樂鼠尾草（原精）＋丁香花苞（精油）＋茉莉（原精）。

- 快樂鼠尾草（原精）＋真正薰衣草（原精）＋月桂葉（原精）。

- 快樂鼠尾草（原精）＋羅馬洋甘菊（原精或精油）＋黑醋栗花苞（原精）。

- 緬梔（原精）＋玫瑰（原精）＋丁香花苞（精油）。

- 緬梔（原精）＋茉莉（原精）＋特級依蘭（原精或精油）。

- 緬梔（原精）＋特級依蘭（原精或精油）＋肉荳蔻（精油）。

- 鷹爪豆（原精）＋乾草（原精）＋黑醋栗花苞（原精）。

- 聖檀木（精油）＋玫瑰（原精）＋紫羅蘭葉（原精）。

- 茉莉（原精）＋藏茴香（精油）＋特級依蘭（原精或精油）。

- 小花茉莉（原精）＋白玉蘭（原精）＋芹菜籽（精油）。

- 茉莉（原精）＋荳蔻（精油）＋乳香（精油）。

- 茉莉（原精）＋特級依蘭（原精或精油）＋樹蘭（原精）。

- 月桂葉（原精）＋真正薰衣草（原精）＋百里香（原精）。

- 真正薰衣草（原精）＋百里香（原精）＋快樂鼠尾草（原精）＋玫瑰（原精）。

- 真正薰衣草（原精）＋百里香（原精）＋紫羅蘭葉（原精）。

- 銀合歡（原精）＋茉莉（原精）＋橙花（原精）＋特級依蘭（原精或精油）。

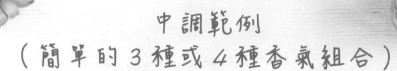

中調範例
（簡單的 3 種或 4 種香氣組合）

- 銀合歡（原精）＋紫羅蘭葉（原精）＋黑醋栗花苞（原精）。

- 橙花（原精）＋晚香玉（原精）＋白玉蘭（原精）。

- 桂花（原精）＋銀合歡（原精）＋樹蘭（原精）。

- 粉紅蓮花（原精）＋銀合歡（原精）＋菩提（椴花）（原精）。

- 粉紅蓮花（原精）＋茉莉（原精）＋橙花（原精）。

- 粉紅蓮花（原精）＋玫瑰（原精）＋紫羅蘭葉（原精）。

- 羅馬洋甘菊（原精）＋真正薰衣草（原精）＋玫瑰（原精）。

- 玫瑰（原精）＋茉莉（原精）＋特級依蘭（原精或精油）。

- 玫瑰（原精）＋天竺葵（精油）＋特級依蘭（精油）＋丁香花苞（精油）。

- 晚香玉（原精）＋藏茴香（原精）＋茉莉（原精）＋橙花（原精）。

前調範例
（簡單的 3 種或 4 種香氣組合）

- 佛手柑（精油）＋胡蘿蔔籽（精油）＋芫荽籽（精油）＋奧圖玫瑰。
- 佛手柑（精油）＋苦橙葉（精油）＋奧圖玫瑰。
- 佛手柑（精油）＋芫荽籽（精油）＋苦橙葉（精油）＋銀合歡（原精）。
- 佛手柑（精油）＋羅勒（精油）＋芫荽籽（精油）＋苦橙葉（精油）＋奧圖玫瑰。
- 佛手柑（精油）＋花梨木（精油）＋苦橙（精油）。
- 佛手柑（精油）＋橘（桔）（精油）＋苦橙葉（精油）＋花梨木（精油）。
- 佛手柑（精油）＋枸櫞（香水檸檬）（精油）＋銀合歡（原精）。
- 苦橙（精油）＋橘（桔）（精油）＋萊姆（精油）。
- 藏茴香（精油）＋芹菜籽（精油）＋芫荽籽（精油）＋佛手柑（精油）。
- 芫荽籽（精油）＋胡蘿蔔籽（精油）＋黃葡萄柚（精油）＋黑胡椒（精油）。
- 冷杉（精油）＋維吉尼亞雪松（精油）＋真正薰衣草（精油）＋松樹（精油）。
- 苦橙葉（精油）＋苦橙（精油）＋橙花（精油）＋奧圖玫瑰。
- 奧圖玫瑰＋黑胡椒（精油）＋白松香（精油）。
- 維吉尼亞雪松（精油）＋花梨木（精油）＋芫荽籽（精油）＋佛手柑（精油）。

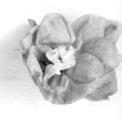

名詞解釋 GLOSSARY

原精（Absolute）	一種濃度極高的芳香植物萃取物。以溶劑或脂吸法從芳香植材萃取出凝香體，再接著用酒精析出其中的芳香成分，即為原精。
香氣和弦（Accord）	這是香水業的專用術語，意指將不同香氣素材組合在一起，形成一種獨特的香氣組合效果。
鄉野（Agrestic）	一種令人聯想到鄉間氣味的香氣。
琥珀（Amber）	一種香水業使用的香調名稱，是令人聯想到香草氣味的粉香。
龍涎香（Ambergris）	一種病理上的分泌物，只會出現在百分之一的成年雄性抹香鯨體內。若順利遭鯨魚排放到大海中，將漂浮在海面，經過海水、日光、和空氣的交相運作，糞石的臭氣轉為美妙的芬芳，最後被沖刷到海岸上，成為昂貴珍稀的香水業製香材料。
杏仁體（Amygdala）	在大腦邊緣系統深處的杏仁狀結構；和生存本能與基本情緒（如憤怒和恐懼）有關。男性的杏仁體通常大於女性。
動物（Animalic）	香氣類似來自動物的氣息——例如麝香、海狸香、麝貓香。黃葵籽（ambrette）就是一種帶有動物氣味的芳香植物，經常被用來作為麝香的植物性替代品。
化學香精（Aroma chemical）	帶有香氣的化學成分，經常用在食品和香氛工業。
芳香（Aromatic）	這個字有兩種含意——可能表示物質帶有氣味（通常是宜人的香氣），或表示化學分子的結構上帶著「苯環」（芳香環）。例如「芳香醛」就是一種帶有芳香環的醛類官能基（一種原子以特定方式排列的碳氧化合物，排列方式決定了分子獨特的架構與相應性質）。

後調（低音調） （Base note）	香氣的揮發性相對較低，或者可以說是在前調和中調香氣都揮發過後，仍然留下來的氣味；通常由低揮發性的成分組成。所謂的殘香也是後調的一部分。
蜂蠟原精 （Beeswax absolute）	一種飽滿、溫暖，像蜂蜜又像乾草的氣味，是來自蜂巢中蜂蠟的萃取物。
試香紙（Blotter）	一種厚實、吸收性強的紙箋或紙卡，用來嘗試芳香萃取液的氣味；透過試香紙，能讓揮發性成分均勻且不受妨礙地飄散，隨著時間過去，能呈現出精準的香氣印象。
中調（中音調） （Body note）	也叫做心調。這是調香材料或香水中，揮發性處於中等的成分帶來的香氣感受，中調中含有微量殘餘的前調，隨時間過去，後調也會逐漸體現出來。中調的氣味持久度介於前調與後調之間。
腦幹（Brain stem）	連結脊椎與大腦的構造，由中腦（左右半腦連結處）、橋腦（神經纖維構成的連接橋梁）和延腦（脊椎的延伸）構成。這三個構造對於維持生命扮演著重要的角色，掌管和心臟、血管及呼吸有關的功能。延腦也具有反射中心——聞到刺激物時不自覺打噴嚏，或者胃部受到刺激時忍不住嘔吐，都是延腦掌管的功能。
樟腦（Camphor）	天然的樟腦又叫做右旋樟腦（d-camphor），因為它具有旋光性——當偏振光通過時會朝右旋轉（d- 表示右旋）。人工合成的樟腦，或是從石油提煉出來的樟腦，價格相對低廉許多，但不具有旋光性。樟腦也可以透過松烯製造，將松烯轉化為樟烯，再加上醋酸和硝基苯就能形成樟腦。

海狸香 (Castoreum)	海狸的尾巴底部有一種會分泌油脂的腺體，其分泌物具有防水性，能防止海狸外皮進水。這些分泌物陰乾後即是海狸香；其原精或酊劑被運用在香水業中。海狸香酊劑有持久的、像皮革與酚類的氣味，通常用在皮革或菸草香調的男性香水中。
大腦 (Cerebrum)	人腦構造中最大的一個腦，幾乎位在所有其他腦構造的外圍，並且分成兩半（左腦和右腦）。左右腦由一條深溝相隔，從後腦一直延伸到前額，並且透過胼胝體連接。左右腦又各自以腦溝分隔成四個腦葉，包括額葉、顳葉、頂葉和枕葉。大腦皮質（「灰質」）的功能，是發起和控制行動，並接受來自感官的神經脈衝。
柑苔調 (Chypre)	凡希瓦·寇帝（François Coty）在 1917 年創作出第一款現代柑苔調香水。柑苔調是以橡樹苔、勞丹脂、檀香和麝香為後調（此外經常加入廣藿香和快樂鼠尾草）、花香調為中調（通常是茉莉和玫瑰）、佛手柑為前調的香氣組合。
桉樹調 (Cineolic)	這是一種穿透性強、像尤加利一樣的氣味，它的名字來自尤加利精油中的主要化學成分——1,8-桉油醇。
順式和反式異構物 (*Cis-* 和 *Trans-isomerism*)	這是一種幾何異構物——順式異構物是指連結於雙鍵的相似原子團位於雙鍵的同一側；反式異構物則指這些原子團分別位於雙鍵的不同側。例如牻牛兒醇（順式）和橙花醇（反式）就是順反異構的例子。

麝貓香（Civet）	這是麝香貓的腺體分泌物，來自馬拉巴靈貓（*Viverra civetta*）、其他靈貓屬（*Viverra species*）的動物，以及與鼬鼠有關的小動物。天然未經處理的麝貓香帶有一股辛辣、刺鼻的糞便味，來自腹腺的分泌物製成酊劑後可用來製作香水。酊劑的味道香甜，令人聯想到動物毛皮，可用來提升柑苔調或花香調香水的香氣層次。其中的主要成分是靈貓酮（civettone）與糞臭素（skatole）。
凝香體（Concrete）	這一種香氣芬芳的固態或半固態萃取物，其中含有精油、蠟質與色素，是以溶劑萃取芳香植材所得到的產物。
胼胝體 （Corpus callosum）	屬於大腦「白質」帶，是區隔並銜接左右腦的腦構造。胼胝體由長形神經纖維構成，通常女性的胼胝體較男性為大。
跨感官（Cross-modal）	用來形容感官之間相互牽連的關係。舉例來說，嗅覺印象可能連結到味覺、口味、食物、聲音、音樂、文字、圖像、形狀、色彩、質地等。
去萜（Deterpenated）	指透過精餾去除萜烯類成分的精油。一般來說，去萜會使精油氣味更加宜人，與其他香氣產品混合時，也比較不會出現難以相溶的問題。
擴散性（Diffusive）	出現於某些芳香化合物、精油及原精的一種特質，擴散性高表示香氣能快速地瀰漫在周圍空間中。
殘香（Dryout）	芳香物質揮發到最後時留下的氣味。
脂吸法（Enfleurage）	用純淨的脂肪為介質，透過一段時間來吸附同一種新鮮花朵香氣的香氣萃取方式。
精油（Essential oil）	透過物理方式從天然植物來源萃取得到的產物，具有揮發性，並且能對應到來源植物的品種和香氣。

蒸發（Evaporation）	一種物質狀態的改變，即從液體變成氣體或揮發物。
壓榨法（Expression）	一種透過摩擦法和壓榨法，利用機械從柑橘類水果萃取出外果皮（果皮中有顏色的部分）揮發油的過程。一般認為，冷壓榨法能取得最高品質的精油。
特級（Extra）	第一次蒸餾依蘭所分餾出來的精油可用「特級」指稱；一般認為，特級依蘭的氣味會比後續分餾的一級、二級與三級依蘭來得好。
萃取物（Extract）	溶劑萃取法以溶液析出芳香植材中的可溶性物質，再透過真空蒸餾獲得最終成品，包括凝香體、原精和樹脂溶液都是溶劑萃取過程獲得的萃取物。
酒萃香精（Extrait）	這是法文萃取物（extract）的意思。一開始，所謂的「酒萃香精」是用酒精萃取已透過脂吸法得出的香膏（可參照名詞解釋中「脂吸法」〔enfleurage〕的條目）。早期的酒萃香精主要來自花香，例如玫瑰、茉莉、晚香玉、金合歡、紫羅蘭、黃水仙、橙花和木樨花等。後來，這個字被用來指稱用酒精以高濃度稀釋香水化合物（或精質）的香精。現在，酒萃香精通常指的是市面濃度最高的酒精香水／萃取物（通常以高濃度的乙醇稀釋香水化合物或芳香萃取物，濃度在 5-20% 之間）。
滲出物／分泌物（Exudate）	某些木本植物的形成層分泌的樹脂狀物質，例如安息香、乳香和沒藥都是帶有芬芳氣味的滲出物。
定香劑（Fixative）	加入香水的材料之一，用來延長主要香氣的持久度。
芳香黃花茅原精（Foin）	透過溶劑萃取法獲得的芳香黃花茅（*Anthoxanthum odoratum*）原精；若是以蒸餾方式萃取，則稱為芳香黃花茅精油（flouve）。

馥奇香（Fougère）	這是香水中的一個種類，又叫做蕨類香（fern）。其中通常含有合成香豆素（帶有乾草氣味的化學分子）和薰衣草精油；是從一款名為皇家馥奇（Fougère Royale，Houbigant 1882）的香皂演變而來。
額葉（Frontal lobes / cortex）	額葉位在大腦前部、額骨（額頭）後方，被認為是最晚演化的腦區域。額葉負責組織我們對各種複雜的問題的回應、計畫、建構及採取策略、搜索記憶以支持我們的決定等等。額葉也掌管合宜的社交舉動、讓我們做出有生產力的行為；例如對他人表情和肢體語言的解讀，以及我們該做出何種反應，都在額葉的掌管範圍。額葉的後部（後額葉）則與動作有關，也叫做「運動區」（motor areas）。
γ-（Gamma）	某些化學成分的一種前綴，包括 γ-萜品烯和丙位癸內酯（γ-decalactone）等位置異構物（positionalisomerism）。
土臭素（Geosmin）	一種有機化學分子（雙環醇），是土壤味，和甜菜根氣味的主要來源，也是大雨落在乾燥的土地後，空氣中雨後氣味的來源。
山楂樹（Hawthorn）	植物學名為 *Cratageus oxycantha* 的山楂樹屬於薔薇科，是歐洲常見的樹籬樹木，花朵有濃重的甜香。香水業以茴香醛來擬仿山楂花的氣味。
海馬迴（Hippocampus）	位在大腦深處，負責將新經驗處理成為記憶儲存。某些疾病，例如阿茲海默症，就與海馬迴受損有關。
下視丘（Hypothalamus）	位在腦的底部區域，在大腦皮質的深處，是大腦與荷爾蒙系統互動的位置所在。下視丘負責維持荷爾蒙平衡、監控血壓和體溫等身體功能，同時也掌控食慾及體重。

免疫球蛋白 (Immunoglobulins)	由白血球細胞製造出來的抗體，在人體免疫反應中扮演著重要的角色。大致上，免疫球蛋白 E（IgE）和過敏反應有關；免疫球蛋白 G（IgG）和噬菌作用（phacocytosis）有關，也就是吞噬、消滅入侵的微生物；免疫球蛋白 A（IgA）負責中和作用，例如預防病原體附著或侵入組織中；免疫球蛋白 M（IgM）是身體做出免疫反應時，第一時間釋放出來的抗體。
同分異構物（Isomer）	指的是兩種以上的化合物之間有著同樣的構成分子，只是分子排列的方式不一樣，舉例來說，α- 和 β- 蒎烯的結構幾乎一樣，只有一個雙鍵的位置不同；而 γ- 萜品烯也是 α- 和 β- 萜品烯的同分異構物。順式（cis-）和反式（trans-）則是一種幾何性的異構型式，順式異構物當中，同一類型的原子會位在雙鍵的同一側，而反式異構物中同類型的原子則會出現在對側，牻牛兒醇（順式）和橙花醇（反式）就是一例。此外也有旋光性的異構型式，也就是當兩個分子的結構是彼此的鏡像，例如左旋和右旋檸檬烯、左旋和右旋香芹酮。
浸泡／浸製 （Maceration）	將特定分量的材料浸入特定分量的劑質（例如植物油），接著密封存放一段時間。材料中可溶出的物質將會溶於劑質中，於是可將容器中剩餘的材料濾除。取得的溶液可以透過製作過程的標準化，達到一定的濃度。如果使用的劑質為酒精，那麼最後得到的溶液就稱為酊劑。
藥香（Medicated / medicinal）	用來形容令人想起某些穿透性較強的傳統外用藥氣味，例如樟腦或冬青就是藥香的例子。
薄荷腦（Mentholic）	用來形容像薄荷腦的氣味，和薄荷味有關，但有些許不同。

中調 (Middle note)	揮發度中等的成分帶來的香氣，通常代表整體香氣的「核心」或主題。
木樨花 (Mignonette)	木樨草（*Reseda odorata*）的花朵。這是一種原生於埃及和地中海區域的植物。木樨花原精有類似紫羅蘭葉的氣味。
麝香 (Musk)	這是喜馬拉雅、西藏和北印度雄麝鹿的腹腺分泌物，能製成酊劑用於香水中，不過現在大部分香水的麝香成分都是人工合成的香精。麝香酊劑氣味明亮、甜香、清新，帶有果香的氣息。
迷幻 (Narcotic)	用來形容香水時，表示香氣濃重、令人昏昏欲睡。
自然殺手細胞 (Natural killer cells)	骨髓中生成的細胞，也出現在淋巴結、脾臟、扁桃腺和甲狀腺。自然殺手細胞是免疫反應中非常重要的一員，是身體遭受病毒感染時擔任第一線防禦。
枕葉 (Occipital lobes)	位在大腦後側、枕骨下方，枕葉負責詮釋視覺資訊，並將訊息傳遞給大腦其他部位辨識和儲存。
氣味分子 (Odorant)	帶有氣味的物質。
油膠樹脂 (Oleo-gum resin)	植物的分泌物，由水溶性的膠體、樹脂和揮發油組成。
油樹脂 (Oleoresin)	植物的分泌物，由樹脂和揮發油組成。
光學異構物 (Optical isomerism)	兩分子的型態互成鏡像，例如右旋和左旋檸檬烯，以及右旋和左旋香芹酮。看起來就像是右手和左手一樣。d-（右旋）和l-（左旋）代表分子的旋光性。大部分的精油都有旋光性。光學異構物的其中一員能使偏振光以順時針方向旋轉（即右旋），而另一員則使偏振光以逆時針方向旋轉（即左旋）。
頂葉 (Parietal lobes)	位在頂骨下方、額葉後方，頂葉負責接收、處理和動作與味覺有關的感官訊息。

苯乙醇 (Phenylethanol)	苯乙醇是除了乙醇之外，最重要的商用醇類，也是香水與美妝產業最常用到的香氛成分。水仙、風信子、波旁天竺葵、地中海松（Aleppo pine）、玫瑰花和茉莉花中含有微量的苯乙醇，在玫瑰原精的含量占 60%。苯乙醇的氣味香甜，是接近蜂蜜、玫瑰的香氣。
香脂（Pomade）	脂吸法萃取過程中的產物——吸附了香氣的油脂。
前額葉皮質（Prefrontal cortex）	位在額葉，負責高等認知功能，例如做出「執行層面」的決定、計畫，以及安排我們的意念、行動及社會互動行為；有時也被認為與正向情緒有關。
精餾（Rectified / Rectification）	有些精油會經過精餾，這是一種再次蒸餾的程序，用來去除不希望存留在最終成品的精油成分，或者是為了使產品標準化而進行的程序。
樹脂溶液（Resinoid）	用溶劑萃取油膠樹脂或油樹脂後得到的產品，其中含有芬芳的芳香分子。
過敏反應（Sensitisation reaction）	接觸性過敏是一種由抗原引起搔癢、發炎的過敏反應。皮膚過敏是一種以 T 細胞為媒介的延遲性體液免疫反應。
溶劑（Solvent）	一種可溶解其他物質的液體。
溶劑萃取法（Solvent extraction）	一種透過精純且可揮發的溶劑，將可溶解物質從天然植材、油膠樹脂或油樹脂中分離出來的萃取方式。進行到最後，將會透過真空蒸餾法析出溶劑，留下含有植材芳香物質的產品，也就是凝香體。凝香體可以進一步萃取出原精或樹脂溶液，甚至以蒸餾方式萃取揮發油。

蒸氣蒸餾法 （Steam distillation）	一種蒸餾程序，也就是在特定壓力下用蒸氣對蒸餾器進行加熱，進而使揮發性分子被釋放、揮發出來。揮發成氣體的部分接著會在冷凝後回復成液體型態，流入收集桶當中。
蘇合香 （Styrax / storax）	來自蘇合香樹（*Liquidambar orientalis*）的樹膠。在樹皮上切出裂口，就會從心材中滲出這帶有香甜香脂氣息的樹膠。
菸草（Tabac）	香氣類型之一，特色是有半乾的煙斗煙絲般香甜、辛辣、溫暖的氣味。
顳葉 （Temporal lobes）	是大腦的一部分，位在顳骨後側，掌管聽覺與嗅覺。顳葉是記憶和情緒儲存的地方，左顳葉和語言有關。
視丘（Thalamus）	位在腦幹上方，負責將訊息分類、處理，並從脊椎傳達到中腦直至大腦，或從大腦向下傳遞至脊椎和神經系統。
前調（高音調） （Top note）	調香材料或香氛在第一時間散發出來的氣味，來自其中揮發性最高的成分，以及某些次高的成分。前調可能很快消逝，或者持久度不高。
三叉神經（Trigeminal nerve）	顱神經中的第五神經，有三個分支（眼神經、上頜神經和下頜神經），是面部神經中最主要的感覺神經。嗅覺中和三叉神經有關的部分是冷、熱、麻或刺激等感受；比如，薄荷醇的味道讓人覺得是「清涼的」。
尿味（Urinous）	像尿液一樣的氣味。
易揮發的（Volatile）	這個字是用來形容一旦接觸到空氣就會揮發、飄散的物質。另外，這個字也可以用來指稱沸點低的天然芳香材料，例如植物的揮發油。

香氣索引 SCENT INDEX

A

中文	頁碼
α - 松烯	103

B

中文	頁碼
β - 松烯	84,88,103,110,151,155,173,182
β - 檀香醇	78,79,184

二劃

中文	頁碼
丁香花	88,131,133,167,193
丁香花苞	11,42,86,89,170,178,185,189,192
丁香花苞（精油）	89,189,192
大西洋雪松	81,173,177
大西洋雪松（精油）	177
大花茉莉	121,123,135,143
大馬士革玫瑰	2,141,168
大溪地梔子花	30
大腦	10,20,21,22,23,27,28,102,195,196,197,198,200,202,204
大腦皮質	200
小花茉莉	126,192
小茴香	42,83,109,189
小茴香（孜然）	42,83
山楂	166,200
山楂花	130,131,133,166,200
山雞椒	2,13,50,156,157,184

四劃

中文	頁碼
中音	18
中國肉桂	87
中國雪松	81
分類	19,27,28,38,39,48,56,182,204
化學香精	24,195
天竺葵	48,61,141,176,178,183,193
天竺葵（原精）	176
天竺葵（精油）	193
太平洋檀香	41,61,79
日本柚子	151
日本橘柑（立花橘）	155
月桂	89,90,92,96,97,155,168,175
月桂（精油）	89,97
月桂葉	11,96,97,192
月桂葉（原精）	44,96,97,175,192
木質	2,24,36,39,41,42,61,62,68,69,70,71,73,74,76,77,78,79,80,81,83,84,85,86,88,89,90,91,92,93,94,95,98,99,100,101,103,104,105,106,107,108,114,115,116,117,120,122,123,125,127,130,131,133,134,137,138,141,143,149,151,157,173,174,175,176,178,179,180,184,191
木質家族	11,39,41
木樨花	199,202
木樨草	202
水仙	12,48,111,113,118,125,132,133,143,168
水仙（原精）	113,125,133,135
水薄荷	104
爪哇香茅	157

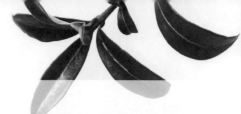

五劃

中文	頁碼
冬青	12,45,106,107,113,176,179,201
冬青（白珠樹）（精油）	12,106,179
加拿大白雲杉	93
北海道冷杉	93
可可	40,75,117,119,172,189,191
可可（原精）	117,119,172,189,191
史泰格尤加利	158
史泰格尤加利（精油）	158
史密斯尤加利	103
史密斯尤加利（精油）	103
史蒂芬・亞坦德	19
巨杉	93
本樟（樟樹）	45,103,172,176
本樟（樟樹）（精油）	103,172,176
玉蘭	48,120,137,168,192
玉蘭原精	120
白丁香	48,128
白千層	103,172
白千層（精油）	103
白千層樹	103
白千層屬植物	45
白玉蘭	12,48,120,127,174,189,192,193
白玉蘭（原精）	127,174,189,192,193
白松香	12,46,110,111,145,147,175,189,194
白松香（精油）	46,111,185,189,194
白松香（樹脂溶液）	111
白松香精油	46,111,185
白花緬梔	122

白雲杉	93
白葉蒿	95,109
白蓮花（原精）	139

六劃

中文	頁碼
冰島紅雲杉	93
地衣	114,176
多苞葉尤加利	103
多苞葉尤加利（精油）	103
多香果	2,87,89,170,178
安息香（樹脂溶液）	191
次香調與細微差異	68,70,72,74,76,78,80,82,84,86,88,90,92,94,96,98,100,102,104,106,108,110,112,114,116,118,120,122,124,126,128,130,132,134,136,138,140,142,144,146,148,150,152,154,156
百合	6,48,120,127,128,167,168,174
百里香（原精）	101,175,192
百里香（精油）	101
肉桂葉	42,87,178
肉桂葉（精油）	87
肉荳蔻	11,42,85,87,88,89,97,170,178,192
肉荳蔻（精油）	85,97,192
艾蒿	95,109
西印度月桂	87
西印度月桂（精油）	87
西伯利亞冷杉	11,43,92
西班牙百里香	101
西班牙金雀花	124
佛手柑	13,35,50,51,85,94,99,113,114,150,151,173,177,189,191,194,197

中文	頁碼
佛手柑（精油）	189,194
佛手柑精油	150,184
冷杉類精油	92
冷杉屬植物	43

七劃

中文	頁碼
妥魯香脂	11,40,72,75,172,191
尿味	44,78,79,81,95,204
忍冬	167
快樂鼠尾草	11,44,94,95,113,114,175,178,184,192,197
快樂鼠尾草（原精）	95,192
杏仁體	20,21,195
杏桃	123,136
杜松漿果	45,81,177
杜松漿果（精油）	177
沉香	55,56,98,135
沉香醇	89,94,98,101,115,120,123,125,127,131,133,134,137,142,143,149,151,184
沒洗澡的臭汗味	42,83
沒藥	40,70,71,177,191,199
沒藥（原精）	191
沒藥（精油）	71
沒藥（樹脂溶液）	71
芍藥	167

八劃

中文	頁碼
乳香	71,177,191,192,199
乳香（精油）	71,177,191,192
乳香（樹脂溶液）	71
供應商	32,39
依蘭	13,48,121,142,143,174,179,189,199
依蘭（原精）	143
咖啡	119
咖啡（原精）	119
夜花紫羅蘭	167
定香劑	69,73,75,77,78,81,93,111,113,119,199
宜昌橙	151
尚・卡爾斯	53
岩玫瑰（精油）	69
岩蘭草	35,47,76,117,191
岩蘭草（精油）	117,191
東印度檀香	11,41,61,78
松杉	39,41,43,62,64,81,90,91,92,93,110,111,115,162,163,173,176,177
松杉家族	11,43,90
松節油	90,91,93,183
松樹	43,85,89,90,91,92,93,97,103,110,115,151,153,163,173,177,182,183,194
松樹（精油）	194
松屬植物	43
果香	39,40,42,48,49,72,73,75,84,86,87,89,92,93,94,98,99,106,107,109,120,121,122,123,125,126,127,131,133,135,136,137,138,142,143,144,145,146,147,148,149,151,153,154,155,156,158,173,174,178,184,185,202
果香家族	13,49

中文	頁碼
油樹脂	68,71,91,93,110,202,203
波旁天竺葵	141,203
玫瑰	13,31,41,48,61,68,72,77,84,86,88,101,108,114,121,122,123,124,125,129,131,133,135,137,140,141,151,153,157,163,168,173,174,178,179,184,185,189,192,193,194,197,199,203
玫瑰（原精）	123,174,189,192,193
玫瑰天竺葵	141
玫瑰原精	140,141
玫瑰草	48,141,156,178
玫瑰草（精油）	141
盲測	31,51,52
直覺	28
芫荽	85,168,170,177,178
芫荽籽（精油）	83,85,189,194
花香	30,36,39,44,45,48,50,62,70,72,73,77,83,85,87,89,94,98,99,101,107,108,111,113,114,115,120,121,122,123,124,125,126,127,128,129,130,131,132,133,134,135,136,137,138,139,141,142,143,147,149,150,151,153,155,157,163,166,167,173,174,175,176,178,179,180,185,191,197,198,199
花香家族	12,48
花梨木	41,61,77,178,179,194
花梨木（精油）	194
芳香	3,4,8,13,17,19,31,32,34,37,38,40,47,49,50,51,55,57,58,62,65,72,73,74,91,99,121,127,135,166,167,170,171,172,175,178,180,181,185,186,188,195,198,199,203,204
芳香黃花茅	47,113,166,199
芹菜籽	42,83,131,138,170,189,192,194
芹菜籽（精油）	83,189,192,194
金合歡	83,128,131

金香木	76
金雀花	48,125,128,133,165
長葉松	91
青檸	157
青檸葉（精油）	173

九劃

中文	頁碼
前調（高音調）	204
建立嗅覺記憶	5,10,30
後調（低音調）	196
枸櫞（香水檸檬）	13,50,152,194
枸櫞（香水檸檬）（精油）	194
柑	36,50,69,79,111,114,146,150,151,152,153,154,155,173,176,182,191,197
柑苔調	85,113,197,198
柑橘	31,48,49,50,83,84,85,92,99,101,103,105,121,122,123,131,150,151,152,153,154,155,156,158,169,173,174,180,182,183,184,199
柑橘家族	13,39,50,51
柑橘類精油	31,35,114,150,153,157
洋水仙	132
紅沒藥	11,40,70,172,191
紅沒藥（樹脂溶液）	191
紅花緬梔	107,122,137
美洲黃蓮	139
胡椒	50,82,85,103,105,108,109,116,150,170,177,194
胡椒薄荷（歐薄荷）	12,45,104,105,184
胡薄荷	105,176
胡薄荷（精油）	176

中文	頁碼
胡蘿蔔籽	11,42,83,84,85,189,194
胡蘿蔔籽（精油）	83,189,194
苦巧克力	116
苦橙	151,153,173,194
苦橙葉（精油）	151,194
茉莉	12,30,31,48,83,114,120,121,123,126,127,131,133,135,137, 138,139,143,168,174,177,179,180,185,189,192,193,197, 199,203
茉莉（原精）	174,177,179,189,192,193
風信子	48,133,168,174,189,203
風信子（原精）	189
香豆素	47,112,113,149,153,175,200
香茅（精油）	157,173
香茅醛	156,157,158,184
香料	2,4,30,32,39,40,42,62,70,71,72,77,79,81,82,83,84,85,86,87, 88,89,96,97,100,103,105,107,116,117,120,122,123,126,127,131 ,137,138,140,141,142,143,169,170,172,174,177,178,179,185
香料家族	11,42,44,85
香根鳶尾	85
香氣印象	16,18,52,60,196
香氣和弦	17,53,54,62,189,195
香氣家族	51,60,62
香氣組合	52,54,186,189,191,192,193,194,195,197
香氣描述	60
香氣詞藻	16,18
香氣試樣	33,39,60,62
香氣語言	8,10,16,58
香氣類型	13,16,19,50,60,68,70,72,74,76,78,80,82,84,86,88,90,92, 94,96,98,100,102,104,106,108,110,112,114,116,118,120,122, 124,126,128,130,132,134,136,138,140,142,144,146,148, 150,152,154,156,172,173,174,175,176,177,178,179,204

中文	頁碼
香脂	40,43,64,68,69,70,71,72,73,74,75,76,78,79,80,81,90,91,92,93,94,111,116,117,119,123,127,131,141,143,155,172,173,175,177,178,179,191,203
香脂家族	11,39,40,87
香草	11,18,26,40,72,73,74,75,113,117,119,166,167,168,169,170,172,175,185,189,191,195
香草（原精）	73,172,189,191
香草園	168
香草醛	26,40,73,74,75,87,185
香荊芥酚	100,101,105
香雪球	166
香蜂草	158,168
香蜂草（精油）	158
香道	9,28,55,56,57,58,59,60,61,62,63
香道精神	10,55,56,58
香道儀式	57
香調	10,13,17,35,37,38,41,42,44,45,47,50,52,54,62,69,77,81,85,97,103,105,109,111,113,114,118,122,123,128,129,133,134,137,139,143,146,148,151,156,173,174,175,176,177,178,179,186,195,197

十劃

中文	頁碼
原精	11,12,13,31,32,36,37,40,44,46,47,48,52,53,54,68,74,75,83,89,93,95,96,97,99,107,108,112,113,114,115,118,119,120,121,122,123,124,125,126,128,130,131,132,133,134,135,136,137,138,139,140,143,144,171,174,175,176,178,180,187,189,191,192,193,194,195,196,197,198,199,202,203
挪威松	90
挪威雲杉	93
根	17,28,35,38,39,50,53,57,59,60,62,78,84,85,97,102,104,116,117,136,141,155,169,174,176,178,179,180,200,204

中文	頁碼
桂花	2,3,13,48,123,136,174,193
桂花（原精）	123,193
桃李	123,136,174
桉樹	45,97,102,103,173,176,178,197
氣味	2,3,7,8,16,17,18,19,21,22,23,24,25,26,30,32,33,35,37,38,40,41,42,43,44,45,46,47,48,50,52,53,54,55,59,60,64,65,68,69,70,73,74,75,77,79,80,81,82,83,84,85,87,88,89,91,92,93,94,95,97,99,100,101,103,105,106,107,109,110,111,113,115,116,117,118,119,121,123,125,127,131,133,134,135,136,137,138,139,141,143,144,145,147,151,153,154,155,156,157,158,163,164,165,166,167,168,169,170,172,173,174,175,176,177,178,179,181,182,183,184,185,186,191,195,196,197,198,199,200,201,202,203,204
氣流進入鼻腔的速度	37
海狸香	195,197
海草	47,164,165
特級依蘭（精油）	107,121,127,193
真正薰衣草	11,98,99,113,151,174,175,191,192,193,194
真正薰衣草（精油）	151,174,194
祕魯香脂	73,75
神聖羅勒	97,172
粉紅蓮花	13,48,138,139,193
粉紅蓮花（原精）	193
粉香	69,73,75,87,109,131,138,195
臭氧	164
茱萸花	167

茴香	42,85,89,96,97,105,109,131,133,170,172,175,184,200
茶香玫瑰	76,107,137,141,168
草本	39,44,48,49,64,68,69,91,94,95,96,97,98,99,100,101,103, 104,105,107,109,113,115,116,119,124,125,126,129,131,132, 135,137,138,141,144,145,146,147,148,149,150,151,158, 166,172,174,175,176,178,184
草本家族	11,44,87,95
草地	166
荊豆花	165
迷幻	48,132,133,135,202
迷迭香	44,151,168,172,175
酒萃香精	32,34,199
高山茅香	112,166

十一劃

中文	頁碼
乾草	12,47,48,94,99,112,113,114,117,118,119,124,125,127,128, 129,132,133,141,147,166,175,178,189,191,192,196,200
乾草（原精）	112,117,119,175,189,191,192
常見百里香	44,100
常見金雀花	124,165
常夏石竹	167
康乃馨	122,143,167
康乃馨香調	86
晚香玉	30,48,135,168,173,174,176,185,189,193,199
晚香玉（原精）	135,176,189,193
梔子花	122,168,174

中文	頁碼
梨子糖	135
淤泥	138
甜香	42,68,70,72,73,74,75,76,77,78,79,81,82,83,84,85,86,87, 88,89,90,91,92,93,94,95,96,97,98,101,103,104,106,107,109, 111,112,113,114,116,117,118,119,120,121,122,123,124,125, 126,127,128,129,130,131,132,133,135,136,137,138,140,141, 142,143,145,146,147,148,149,150,151,153,154,155,156,158, 165,166,172,173,174,175,176,177,178,179,200,202,204
甜茴香	85,89,97,170,172,185
甜茴香（精油）	85,89,97,172
甜草	112
甜馬鬱蘭（精油）	175
甜樺	107,179
甜樺（精油）	107,179
甜橙	51,153,155,173
甜橙（精油）（冷壓萃取）	155
組香	9,52,59
聆聽香氣	10,14,60
野牛草	166
野地百里香	101
雪松	78,80,81,85,94,137,189
魚腥味	154,155,164,165,185

十二劃

中文	頁碼
創意調香	10,50,53
勞丹脂	11,40,68,114,151,172,189,191,197
掌狀海帶	165
森林浴	162,163
焦糖	173,174
琥珀	40,41,68,69,79,195
發霉	68,110,117,124
紫羅蘭	12,46,48,77,108,121,125,131,133,137,141,145,147,155,157,167,174,199
紫羅蘭花	48,174
紫羅蘭花（原精）	174
紫羅蘭葉	12,46,108,145,147,175,192,193,202
紫羅蘭葉（原精）	109,175,192,193
紫羅蘭調	48
紫蘇	42,109
紫蘇（精油）	109
菩提（椴花）	12,48,128,131,189,193
菩提（椴花）（原精）	131,189,193
萃取物	32,195,196,198,199,204
萊姆	26,151,153,155,157,173,189,194
萊姆(精油)(蒸餾萃取)	153
視丘	20,21,22,204
鄉野	39,47,109,111,112,114,195
鄉野家族	12,47,175
雲杉屬植物	43

中文	頁碼
順式異構物	185,197,201
黃水仙	132,133,199
黃玉蘭（原精）	137,174
黃香草木樨	112,166
黑胡椒	85,170,177,191,194
黑胡椒（精油）	85,177,191,194
黑雲杉	93
黑醋栗	73,75,144,149,168,174,189,192
黑醋栗花苞	13,38,49,97,109,144,145,149,189,192,193
黑醋栗花苞（原精）	109,149,189,192,193
黑醋栗花苞原精	49,185

十三劃

中文	頁碼
圓盾狀忍冬	167
奧圖玫瑰	141,174,178,194
奧圖玫瑰（精油）	174,178
新割的草香	112
溯因推理	28
溶劑	32,134,181,195,198,199,203
溶劑萃取法	180,199,203
煙燻	76,77,119,178
矮松	91
義大利永久花	48,141,175,176,178
圓盾狀忍冬	167

奧圖玫瑰	141,174,178,194
奧圖玫瑰（精油）	174,178
新割的草香	112
溯因推理	28
溶劑	32,134,181,195,198,199,203
溶劑萃取法	180,199,203
煙燻	76,77,119,178
矮松	91
義大利永久花	48,141,175,176,178
義大利永久花（原精）	141,176
聖母百合	167
聖草	166
聖檀木	11,39,41,61,76,77,141,178,179,192
聖檀木（精油）	141,192
腦幹	196,204
萬壽菊	13,49,109,145,147,148,149,174
萬壽菊（精油）	109,145,147,174
葡萄柚	153,173
葡萄柚（精油）（冷壓萃取）	153
葡萄乾	123,136,174
葫蘆芭籽	42,83,170
蜂蜜	48,55,114,121,122,123,125,128,130,131,133,135,136,140,141,143,165,166,174,176,178,196,203
蜂蠟（原精）	179
試香紙	30,33,34,35,36,37,51,52,59,60,61,62,63,186,196

中文	頁碼
過敏原	115
鈴蘭	30,127,131,163
零陵香豆	47,112,113,119,175
零陵香豆（原精）	113,119,175
鼠尾草	44,95,175,192
鼠尾草（原精）	192

十四劃

中文	頁碼
像巧克力	26,40,117,119
像乳香	70
像咖哩	42
像松樹	81,88,95,103,110,178
像風信子	72,185
像核桃	42,83
像茶	94,120,126,146
像酒	116
像橙	126,127,153,154
像龍涎香	40,191
像檀香	79
滲出物／分泌物	199

精油	2,3,4,5,8,11,12,13,31,32,34,35,36,37,41,43,44,45,47,48, 49,52,53,54,61,71,76,77,78,79,80,81,82,83,84,86,87,88, 89,90,91,92,93,94,95,96,97,98,99,100,101,102,103,104, 105,106,110,111,113,116,117,121,127,132,135,141,142,143, 146,148,150,151,152,153,154,155,156,170,171,172,173, 174,175,176,177,178,179,180,182,183,184,185,188,189, 190,191,192,193,196,197,198,199,201,202
精餾過的精油	11,100
綠尤加利	103
綠尤加利（精油）	103
綠香	39,46,48,49,71,96,99,102,104,105,108,109,110,111,112, 113,116,117,118,119,121,122,123,124,125,126,127,128, 129,130,131,133,134,135,141,143,144,145,146,147,148, 149,151,152,153,155,156,163,174,175,176,178,185
綠香家族	12,46
綠薄荷	82,105,176,184
維吉尼亞雪松	3,11,39,41,80,173,184,194
維吉尼亞雪松（精油）	194
酸橙	123
銀合歡	12,48,113,125,129,130,131,133,168,189,192,193,194
銀合歡（原精）	129,133,189,192,193,194
銀合歡原精	128
鳶尾根	48

十五劃

中文	頁碼
廣藿香	12,38,47,114,116,117,173,184,189,191
廣藿香（精油）	189,191
德國洋甘菊	147
德國洋甘菊（精油）	147
德國鳶尾	85
樟腦	44,45,77,81,88,89,91,92,95,97,99,101,102,103,105,115,172,173,176,179,196,201
樟腦丸	73,135
樟腦味	99,172
歐洲冷杉	93
歐洲赤松（蘇格蘭赤松）	11,90
熱帶	64,122,142,143,151,155,156,168,174
熱帶羅勒	97,172
緬梔	12,48,107,122,137,143,168,174,192
緬梔（原精）	143,174,192
緬梔原精	122,123
練香	55
膠冷杉	93
調香	3,4,6,8,9,17,19,24,25,26,27,28,29,30,35,36,37,39,52,53,54,59,65,73,74,75,77,108,113,196,198,204
調香原料	17,19,30
調香琴	17
鄰氨基苯甲酸	155
醇類	84,88,98,125,127,141,151,155,203

十六劃

中文	頁碼
凝香體	85,118,195,198,203
暹羅安息香	73,75
樹苔	47,114,115,176
樹脂	11,41,43,55,69,70,71,72,75,79,80,81,90,92,103,114,115,151,155,172,173,177,178,179,191,199,202,203
樹脂溶液	11,32,40,68,70,72,73,75,118,186,189,191,199,203
樹蘭	48,123,168,192,193
樹蘭（原精）	192,193
橘（桔）	13,50,154,155,173,185,194
橘（桔）（精油）	194
橘（桔）精油	185
橙花	12,31,48,120,121,123,124,127,134,135,137,141,150,151,155,168,174,185,192,193,194,197,199,201
橙花（原精）	121,127,174,192,193
橙花原精	120,134
橙花醛	157,184
橡樹苔	12,47,69,113,114,115,151,175,191,197
橡樹苔（原精）	175,191
橡樹苔原精	176
澳洲尤加利	105
澳洲尤加利（精油）	105
澳洲檀香	41,79
燃香	57
蕨類香	176,200

中文	頁碼
貓味	49,109,144,145,149,174
醒目薰衣草	99
醒目薰衣草（精油）	99
頭狀天竺葵	141
頭狀薰衣草	99
龍艾	97,109,168,172
龍艾（精油）	109
龍涎香	40,68,69,95,101,195

十七劃

中文	頁碼
檀香	31,35,39,41,69,70,78,79,114,179,183,184,189,191,197
檀香（精油）	179,189,191
穗花薰衣草	99
穗花薰衣草（精油）	99
糞便	121,127,134,135,174
薄荷	44,48,82,90,104,105,109,141,143,144,145,147,148,168,172,175,176,184,201,204
薄荷（原精）	105
薄荷尤加利	105
薄荷尤加利（精油）	105
薄荷屬植物	44
薑黃	170,178
醛類	73,105,184,195

十八劃

中文	頁碼
檸檬	3,50,71,90,92,93,101,103,105,111,123,150,151,152,153,156,157,158,168,169,173,175,177,178,183,184,189,202
檸檬（精油）（冷壓萃取）	153
檸檬尤加利	157,184
檸檬尤加利（精油）	157
檸檬香茅（精油）	158,173
檸檬細籽（精油）	158
檸檬醛	153,156,157,158,184
繡線菊	166
薰衣草	44,94,98,99,113,143,150,172,175,184,200
薰衣草（精油）	175
藍膠尤加利	12,45,102
藏茴香	11,42,82,105,109,178,184,189,192,193,194
藏茴香（原精）	193
藏茴香（精油）	189,192,194
藏茴香籽	170
雜草	82
馥奇香	83,111,113,176,200

十九劃

中文	頁碼
羅馬洋甘菊	13,49,146,147,149,174,184,189,192,193
羅馬洋甘菊（原精）	147,193
羅馬洋甘菊（精油）	149,189

中文	頁碼
羅勒	90,97,109,149,168,172,193
羅勒（精油）	194
羅漢柏	81
藥香	39,44,45,76,100,102,104,106,107,138,139,142,143,176,177,179,201
藥香家族	12,45,81

二十劃

中文	頁碼
蘇合香	73,204
蘇門達臘安息香	73,75
蘋果	49,109,123,145,146,147,148,149,174,184

二十一劃

中文	頁碼
灌木籬	166
蠟質	125,126,130,131,140,141,155,174,176,178,179,198
鐵杉	93
麝香	24,40,68,69,78,79,114,173,175,195,197,198,202
麝貓香	195,198

二十四劃

中文	頁碼
鷹爪豆	12,48,124,129,175,192
鷹爪豆（原精）	124,125,129,192

主題索引 | SUBJECT INDEX

γ

中文	頁碼
γ - 萜品烯	151,153,155,199,200

一劃

中文	頁碼
乙酸沉香酯	94,125,151
乙酸牻牛兒酯	84,143,153,184

二劃

中文	頁碼
丁香酚	87,89,96,97,119,143,185
二丙二醇	32
二甲基硫	164,165

三劃

中文	頁碼
三叉神經	202
三角試驗	51,61
三條西實隆	56
三種香	10,35,53,54,61,63,187
下視丘	20,21,199
土臭素	163,199

中文	頁碼
土壤	40,42,47,48,53,68,69,80,83,84,85,89,97,108,110,111,113, 114,115,116,117,119,125,132,133,163,173,175,176,178,190, 199
大自然的香氣	13,65,162
大腦的推理過程	10,27

四劃

中文	頁碼
中調（中音調）	195
切碎的青椒	46,110,175
反式洋茴香腦	89,97
反式異構物	185,196
天然植材	44,202
木質家族	11,39,41
水仙原精	132,133,135
水茴香萜	93,105
水楊酸甲酯	45,106,107,143,176

五劃

中文	頁碼
功能性核磁共振造影	22
右半腦	195
右旋沉香醇	183

右旋檸檬烯	92,103,151,153,155,156,183,200
右旋藏茴香酮	184
右鼻孔	22
奶油	107,167
左旋檸檬烯	84,90,93,111,183
左旋藏茴香酮	184
左腦	22,196
左鼻孔	22
皮革	48,138,165,196

六劃

中文	頁碼
光學異構物	183,201
同分異構物	157,183,185,200
安息香酸	72,73,75
百里酚	44,100,101,105
肉桂酸	40,72,75,123
肉桂醛	185
自然殺手細胞	162,201

七劃

中文	頁碼
免疫球蛋白	162,200
冷壓榨法	153,180,198
吡嗪	185

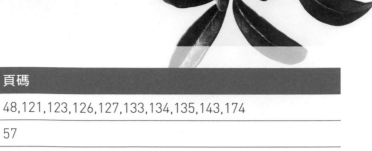

中文	頁碼
吲哚	48,121,123,126,127,133,134,135,143,174
志野宗信	57
快樂鼠尾草醇	94,95
足利義政	56

八劃

中文	頁碼
松烯	80,84,88,91,103,110,151,153,155,173,182,195
枕葉	196,201
油脂	80,81,101,141,156,158,177,196
玩	55,58,59
玫瑰	2,13,31,41,48,61,68,69,72,77,84,86,88,101,108,114,121,122,123,124,125,129,131,133,135,137,140,141,151,153,156,157,163,168,173,174,178,179,184,185,189,191,192,193,196,198,202
玫瑰原精	140,141
直覺	28
近紅外線光譜儀	28
金合歡醇	127,128,131,141
阿茲海默症	23,200

九劃

中文	頁碼
前額葉皮質	20,22,27,28,202
思維實驗	28
指認香氣	10,60,62

指認與辨別	10,51
柔軟	50,64,68,69,73,75,76,78,79,81,88,99,101,105,125,129, 130,133,141,143,154,167,173,174,179
胡椒酮	105
苯乙醇	121,125,131,133,135,141,185,202
苯丙烷類化合物	181,185
香草園	168

十劃

中文	頁碼
倍半萜烯	117,183,184
埃德蒙・魯德尼茲卡	30
根	17,28,35,38,39,48,50,53,57,59,60,62,78,84,85,97,102, 104,116,117,136,141,155,169,174,176,178,179,180,199,202
桑德琳・維迪奧	30
海馬迴	20,21,199
浸泡／浸製	200
特級	13,48,142,143,189,191,192,198
真空微波水蒸餾法	180
神經元	21,26
胼胝體	20,21,196,197
脂吸法	32,132,197,198,202
脂肪	78,91,155,177,180,197

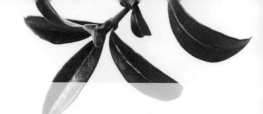

十一劃

中文	頁碼
動物	69,78,79,121,126,127,134,135,139,194,197
敏銳度	3,8,10,23,24,25,29,61
梨子糖	135
淤泥	138
牻牛兒醇	88,101,123,137,183,184,185,196,200
牻牛兒醛	184
硫醇	145,185
第一步	16
部分嗅覺喪失	24
酚醚類	89,172,185
雪松醇	80,184
頂葉	196,201
魚腥味	154,155,164,165,185

十二劃

中文	頁碼
創意調香	10,50,53
單萜烯	43,88,90,91,110,182,183,184
單萜烯化合物	183,184
揮發性	21,37,149,195,197,202
揮發油	180,181,198,201,202
植被	176
視丘	20,21,22,202
超臨界流體萃取法	181
雄固醇	24

十三劃

中文	頁碼
嗅毛	21
嗅球	20,21
嗅器	21
嗅覺	3,4,5,8,9,10,13,17,20,21,22,23,24,26,27,28,29,33,34,39,54,61,62,65,166,167,168,169,170,171,188,197,202
嗅覺之旅的反思	10,65
嗅覺系統	10,20,21,26
嗅覺疲乏	35
嗅覺神經	20,21
嗅覺訊號	21,22,23
嗅覺訓練	8,13,29,37,50,160
嗅覺記憶	2,5,8,10,27,29,30,31,39,188
嗅覺喪失	24
愛因斯坦	28
新割草坪	47,113
萬壽菊（精油）	109,145,147,174
過敏反應	96,186,200,202
酮類	95,148
酯類	91,99,106,119,123,125,126,137,146,147,176,184,185

十四劃

中文	頁碼
漫步在海邊	164
精神疾病	24
萜烯	45,71,81,90,91,101,111,146,151,153,155,176,181,182,183,197
萜烯類化合物	181,182,183,185
蒸氣蒸餾法	180,202
蒸發	198
蒸餾	11,72,75,91,93,100,103,135,141,142,153,180,198,202
認知閾值	25

十五劃

中文	頁碼
儀式主持人	58
廣藿香醇	117,184
熱帶	64,97,122,142,143,151,155,156,168,172,174
蔬菜	165

十六劃

中文	頁碼
橙花醛	157,184
辨別香氣	10,25,26,27,28,29,51

十七劃

中文	頁碼
濕黴	173
薄荷腦	44,45,104,105,200
薄荷酮	104,105,184
醚	42,88,89,96,97,115,143,172,178,185

十八劃

中文	頁碼
檸檬	3,13,50,71,90,92,93,101,103,105,111,123,150,151,152,153,156,157,158,168,169,173,175,177,178,183,184,189,193,201
檸檬烯	182,183
舊木	110
額葉	20,21,22,27,28,196,199,201,202

十九劃

中文	頁碼
羅馬洋甘菊（精油）	149,189
羅勒	90,97,109,149,168,172,193
邊緣系統	21,194
類型	17,54,95,101,131,134,151,182,200

二十二劃

中文	頁碼
聽香	3,4,55

二十七劃

中文	頁碼
顳葉	21,196,202

二十四劃

中文	頁碼
讓嗅覺歸零	13,162
靈感	10,52,53,63,65

參考文獻 REFERENCES

Aftel, M. (2008) *Essence and Alchemy: A Natural History of Perfume.* Layton, UT: Gibbs Smith.

Bahar-Fuchs, A., Moss, S., Rowe, C. and Savage, G. (2011) 'Awareness of olfactory deficits in healthy aging, amnestic mild cognitive impairment and Alzheimer's disease.' *International Psychogeriatrics 23,* 7, 1097–1106.

Barkat, S., Le Berre, E., Coureaud, G., Sicard, G. and Thomas-Danguin, T. (2012) 'Perceptual blending in odor mixtures depends on the nature of odorants and human olfactory expertise.' *Chemical Senses 37,* 159–166.

Bitter, T., Brüderle, J., Gudziol, H., Burmeister, H.P., Gaser, C. and Guntinas-Lichius, O. (2010) 'Gray and white matter reduction in hyposmic subjects : A voxel-based morphometry study.' *Brain Research 1347,* 42–47. Available at www.elsevier.com/ locate/brainres, accessed on 7 March 2012.

Bloom, W. (2011) *The Power of Modern Spirituality.* London: Piatkus.

Burr, C. (2007) *The Perfect Scent.* New York, NY: Picador.

Butte College (date unknown) *Reasoning.* Available at www.butte.edu/departments/cas/ tipsheets/ thinking/reasoning.html, accessed on 5 November 2013.

Calkin, R.R. and Jellinek, J.S. (1994) *Perfumery: Practice and Principles.* New York, NY: John Wiley and Sons.

Carter, R. (2010) *Mapping the Mind.* London: Phoenix.

Curtis, T. and Williams, D.G. (2009) *Introduction to Perfumery.* Weymouth: Micelle Press.

Dalton, P. (1996) 'Cognitive aspects of perfumery.' *Perfumer & Flavorist 21,* 13–20.

Dalton, P. and Wysocki, C.J. (1996) 'The nature and duration of adaptation following long-term exposure to odors.' *Perception & Psychophysics 58,* 781–792. Cited in P. Dalton (1996) 'Cognitive aspects of perfumery.' *Perfumer & Flavorist 21,* 13–20.

Damholdt, M.F., Borghammer, P., Larsen, L. and Østergaard, K. (2011) 'Odor identification deficits identify Parkinson's disease patients with poor cognitive performance.' *Movement Disorders 21,* 11, 2045–2050.

Doty, R.L. (2009) 'Symposium overview: Do environmental agents enter the brain via the olfactory mucosa to induce neurodegenerative diseases?' *International Symposium on Olfaction and Taste 1170,* 610–614.

Erligmann, A. (2001) 'Sandalwood oils.' *International Journal of Aromatherapy 11,* 4, 186–192.

Fujii, N., Abla, D., Kudo, N., Hihara, S., Okanoya, K. and Iriki, A. (2007) 'Prefrontal activity during koh-do incense discrimination.' *Neuroscience Research 59,* 257–264.

Genter, M.B., Kendig, E.L. and Knutson, M.D. (2009) 'Uptake of materials from the nasal cavity into the blood and brain: Are we finally beginning to understand these processes at the molecular level?' *International Symposium on Olfaction and Taste 1170,* 623–628.

Hawkes, C.H. and Doty, R.L. (2009) *Neurology of Olfaction.* New York, NY: Cambridge University Press.

Hawkes, C.H., Tredici, K.D. and Braak, H. (2009) 'Parkinson's disease: The dual hit theory revisited.' *International Symposium on Olfaction and Taste 1170*, 615–622.

Huizinga, J. (1955) Homo Ludens. Boston: Beacon Press. Cited in K. Morita (1992) *The Book of Incense: Enjoying the Traditional Art of Japanese Scents.* Tokyo: Kodansha International.

Laska, M. and Ringh, A. (2010) 'How big is the gap between olfactory detection and recognition of aliphatic aldehydes?' *Attention, Perception & Psychophysics 72*, 3, 806–812.

Lawless, A. (2009) *Artisan Perfumery or Being Led by the Nose.* Stroud: Boronia Souk.

Lawless, A. (2010) *The Ordinary Mind, Perfume and Natural Health.* Available at at www. aleclawless. blogspot.co.uk, accessed on 21 June 2012.

Lawless, J. (2012) *The Encyclopedia of Essential Oils: The Complete Guide to the Use of Aromatic Oils in Aromatherapy, Herbalism, Health and Wellbeing.* London: Thorsons Publishing Group Ltd.

Livermore, A. and Laing, D.G. (1996) 'Influence of training and experience on the perception of multicomponent odor mixtures.' *Journal of Experimental Psychology, Human Perception and Performance 22*, 267–277.

Lombion-Pouthier, S., Vandel, P., Nezelhof, S., Haffen, E. and Millot, J.-L. (2006) 'Odor perception in patients with mood disorders.' *Journal of Affective Disorders 90*, 187–191.

Malaspina, D., Corcoran, C. and Goudsmit, N., (2006) Chapter 12: 'The impact of olfaction on human social functioning.' In W. Brewer, D. Castle and C. Pantelis (eds) *Olfaction and the Brain.* New York, NY: Cambridge University Press.

Morely, J.F., Weintraub, D., Mamikonyan, E., Moberg, P.J., Siderowf, A.D. and Duda, J.E. (2011) 'Olfactory dysfunction is associated with neuropsychiatric manifestations in Parkinson's disease.' *Movement Disorders 26,* 11, 2051–2057.

Morita, K. (1992) *The Book of Incense: Enjoying the Traditional Art of Japanese Scents.* Tokyo: Kodansha International.

Prediger, R.D.S., Rial, D., Medeiros, R., Figueiredo, C.P., Doty, R.L. and Takahashi, R.N. (2009) 'Disease.' *International Symposium on Olfaction and Taste 1170*, 629–636.

Quinn, A. (2012) 'A systematic literature review of attars: The history of emotional/ physical uses with a view to present day applications within aromatherapy practices.' Dissertation. Edinburgh Napier University.

Rabin, M.D. and Cain, W.S. (1986) 'Determinants of measured olfactory sensitivity.' *Perception & Psychophysics 39*, 281–286. Cited in P. Dalton (1996) 'Cognitive aspects of perfumery.' Perfumer & Flavorist 21, 13–20.

Roudnitska, E. (1991) 'The Art of Perfumery.' In P.M. Müller and D. Lamparsky (eds) *Perfumes: Art, Science and Technology.* London: Elsevier. Cited in M. Aftel (2008) *Essence and Alchemy: A Natural History of Perfume. Layton*, UT: Gibbs Smith.

Semb, G. (1968) 'The detectability of the odor of butanol.' *Perception & Psychophysics 4*, 335–340. Cited in P. Dalton (1996) 'Cognitive aspects of *perfumery.' Perfumer & Flavorist 21*, 13–20.

Stansfield, W.D. (2012) 'Science and the senses: Perceptions and deceptions.' *The American Biology Teacher 74*, 145–150.

Tisserand, R. and Young, R. (2014) *Essential Oil Safety, 2nd Edition*. Edinburgh: Churchill Livingstone.

Tonutti, I. and Liddle, P. (2010) 'Aromatic plants in alcoholic beverages: A review.' *Flavour and Fragrance Journal 25*, 341–350.

Tsunetsugu, Y., Park, B.-J. and Miyazaki, Y. (2010) 'Trends in research related to "Shinrinyoku" (taking in the forest atmosphere or forest bathing) in Japan.' *Environmental Health Preventative Medicine 15,* 27–37.

Turin, L. and Sanchez, T. (2009) *Perfumes: The A–Z Guide*. London: Profile Books.

Williams, D.G. (1995) *Odours: Their Description and Classification Part 1 Diploma Perfumery Correspondence Course*. London: Perfumery Education Centre.

Williams, D.G. (1996) *The Chemistry of Essential Oils*. Dorset: Micelle Press.

Williams, D.G. (2000) *Lecture Notes on Essential Oils*. Peterborough: Eve Taylor.

Zarzo, M. and Stanton, D.T. (2009) 'Understanding the underlying dimensions in perfumers' odor perception space as a basis for developing meaningful odor maps.' *Attention, Perception and Psychophysics 71*, 225–247.

Bibliography for olfactory profiles

Bowles, E.J. (2003) *The Chemistry of Aromatherapeutic Oils. (Third edition.)* Crows Nest: Allen and Unwin.

Burfield, T. (2002) 'Cedarwood oils.' *The Cropwatch Series*. Available at www.cropwatch. org, accessed on 31 November 2011.

Calkin, R.R. (2013) *The Fragrance of Old Roses*. Available at www.historicroses.org/index. php?id=38, accessed on 11 February 2013. (First published in the Historic Rose Journal, Spring 1999, No. 17.)

Curtis, T. and Williams, D.G. (2009) Introduction to Perfumery. Dorset: Micelle Press.

Erligmann, A. (2001) 'Sandalwood oils.' *International Journal of Aromatherapy 11*, 4, 186–192.

Gimelli, S.P. (2001) *Aroma Science*. Dorset: Micelle Press.

Jouhar, A.J. (ed.) (1991) *Poucher's Perfumes, Cosmetics and Soaps Volume 1: The Raw Materials of Perfumery. (Ninth edition.)* London: Chapman and Hall.

Lawless, A. (2009) *Artisan Perfumery or Being Led by the Nose*. Stroud: Boronia Souk.

Valder, C., Neugbauer, M., Meier, M. and Kohlenberg, B. (2003) 'Western Australian sandalwood oil: New constituents of Santalum spicatum (R.Br.) A. DC. (Santalaceae).' *Journal of Essential Oil Research*, May/June

Weyerstahl, P., Marschall, H., Weirauch, M., Thefeld, K. and Surburg, H. (1998) 'Constituents of commercial labdanum oil.' *Flavour and Fragrance Journal 13*, 295–318.

Williams, D.G. (1995a) *Odours: Their Description and Classification Part 1 Diploma Perfumery Correspondence Course*. London: Perfumery Education Centre.

Williams, D.G. (1995b) *Aromatic Materials from Natural Sources Part 2 Diploma Perfumery Correspondence Course*. London: Perfumery Education Centre.

Williams, D.G. (1996) *The Chemistry of Essential Oils*. Dorset: Micelle Press.

Williams, D.G. (2000) *Lecture Notes on Essential Oils*. Peterborough: Eve Taylor.

國家圖書館出版品預行編目 (CIP) 資料

精油調香實驗室：跟著大師分辨各種香氣類型，快速提升嗅覺
敏銳度，自製室內薰香、香水、精油鍊香氣 / 珍妮佛.碧絲.琳德
(Jennifer Peace Rhind) 著；鄭百雅譯.
-- 初版. -- 新北市：大樹林，2019.12
面；　公分. -- (自然生活；35)
譯自：Listening to scent : an olfactory journey with aromatic plants
and their extracts
ISBN 978-986-6005-92-3(平裝)
1. 芳香療法 2. 香精油
418.995　　　　　　　　　　　　　　　　108016559

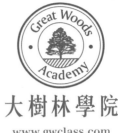

大樹林學院

www.gwclass.com

Natural Life 自然生活 35

精油調香實驗室
跟著大師分辨各種香氣類型，快速提升嗅覺敏銳度，自製室內薰香、香水、精油鍊香氣

Listening to scent : an olfactory journey with aromatic plants and their extracts

作　　者 / 珍妮佛.碧絲.琳德（Jennifer Peace Rhind）
翻　　譯 / 鄭百雅
總 編 輯 / 彭文富
執行編輯 / 黃懿慧
美術編輯 / April
封面設計 / 謝佳穎
校　　對 / 陳榆沁

最新課程 New!
公布於以下官方網站

大树林学苑—微信

課程與商品諮詢

大樹林學院 — LINE

出 版 者 / 大樹林出版社
營業地址 / 23357 新北市中和區中山路 2 段 530 號 6 樓之 1
通訊地址 / 23586 新北市中和區中正路 872 號 6 樓之 2
　　　　　電話 / (02) 2222-7270　傳真 / (02) 2222-1270
　　　　　E- mail / notime.chung@msa.hinet.net
官　　網 / www.gwclass.com
Facebook / www.facebook.com/bigtreebook

發 行 人 / 彭文富
劃撥帳號 / 18746459　戶名 / 大樹林出版社
總 經 銷 / 知遠文化事業有限公司
地　　址 / 新北市深坑區北深路 3 段 155 巷 25 號 5 樓
　　　　　電話 / 02-2664-8800　傳真 / 02-2664-8801
本版印刷 / 2023 年 1 月

定價：450 元 / 港幣：150 元　　ISBN /978-986-6005-92-3　　版權所有，翻印必究

◎本書如有缺頁、破損、裝訂錯誤，請寄回本公司更換　　　Printed in Taiwan

風靡世界的 AK~香氛珠寶

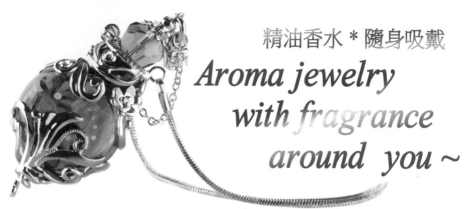

精油香水 * 隨身吸戴

Aroma jewelry
with fragrance
around you ~

擁有AK 如有王牌在手 馥郁隨身 能量為鑰
~ 坐擁八方璀燦好運 ~

香氛：
項鍊
戒指
手環
耳環
教學...

滿滿的精油~滿滿的能量~
滿滿的愛~

爆款推荐

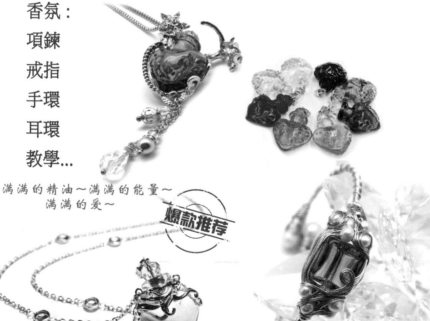

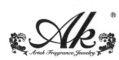